ウルトラ図解

オールカラー 家庭の医学

血液がん

白血病・悪性リンパ腫・多発性骨髄腫の正しい理解と適切な最新治療

監修 神田 善伸
自治医科大学教授

法研

はじめに

「血液のがん」とは、骨髄、リンパ節、血液の中にある血液細胞ががん化して生じる病気です。血液のがんというと、小説やドラマで取り上げられてきた白血病のイメージから、〝不治の病〟という印象をもたれている方もいるかもしれません。

確かに、血液のがんは簡単な病気ではありません。しかし、抗がん剤治療の進歩や、近年は分子標的薬をはじめ、新しい治療薬の登場によって、延命効果だけでなく、血液がんを根治して長生きする患者さんも増えてきました。まずは、治療を開始するにあたって、正しい知識を得ることが大切です。

血液のがんは、胃がんや大腸がんのように特定の臓器に塊をつくる病気ではないので理解が難しいかもしれません。血液のがんは、大きく白血病、悪性リンパ腫、多発性骨髄腫の3つに分けられますが、そこからさらに多くの種類に分類されています。それぞれの病型によって、症状や治療法などはさまざまです。自分のがんについて、よく知ることが治療の第一歩となるのです。

本書では、血液のがんについての基本的な知識から最新の治療法までを解説します。治療のなかで、体の痛みや不自由、薬の副作用、生活の変化などつらく感じることが起きるかもしれません。しかし、医師をはじめ、看護師や薬剤師、ソーシャルワーカーなど、患者さんの治療を支え、苦しみを和らげるために働く専門のスタッフがいます。本書でも、具体的な悩みへの対処法や相談窓口などを紹介しています。

一番大切なのは、十分な情報を手に入れて、患者さんご自身、あるいはご家族の人生観なども考えに入れて、後悔することのない治療を選んでいくことです。本書が、血液がんの診断を受けた患者さんとその周囲の方に、少しでもお役に立つことができれば幸いです。

２０２０年２月

自治医科大学教授　神田　善伸

第1章 血液のがんとは？

第2章　血液のがんの症状と診断

第3章 血液のがんに用いる治療法

第4章 各種の白血病の治療

第5章 各種の悪性リンパ腫の治療

第6章

多発性骨髄腫の治療

●付録

退院後の生活上の注意

【装丁・本文デザイン】㈱イオック

【図解デザイン・イラスト】コミックスパイラる／池田馨／㈱イオック

【編集協力】アーバンサンタクリエイティブ／大工明海

第1章

血液のがんとは？

血液のがんは、血液細胞ががん化して起こる病気で、代表的なものに白血病、悪性リンパ腫、多発性骨髄腫《たはっせいこつずいしゅ》があります。それぞれの病気の特性を理解するため、まずは血液そのものの働きを知ることからはじめましょう。

体中を循環する血液のしくみ

血液の働きとしくみ

血液は体中を循環しており、成人の血液の量は体重の約13分の1（体重65kgの人だと約5L）と言われています。血液は私たちが生きていくために欠かせないものですが、その役割は主に3つあります。

1つめは、活動に必要なものを運ぶことです。心臓から送り出された血液は、体中の各細胞まで酸素や栄養素などを運搬し、そこから出た二酸化炭素や老廃物を回収します。

2つめは、体を一定に保つ機能です。血液が全身をめぐることで体温が一定に保たれ、ホルモンバランスの調節なども行われます。

3つめは、体を守ることです。体に侵入した病原体やがん細胞を排除する免疫機能や、怪我などによる出血を止める働きによって、体の健康を保ちます。

血液は遠心分離機にかけると、淡黄色の液体と固形の血液細胞に分かれます。上部に浮かんでくる液体は「血漿《けっしょう》」といい、血液の約55％を占め、水分にタンパク質や脂質、糖質などが溶けています。

下部に沈殿する血液細胞は「血球」といい、赤血球、白血球、血小板からなります。中でも一番多いのは赤血球で、血液の約44％を占めます。ヘモグロビンという色素を含むために赤い色をしており、肺が取り込んだ酸素を運ぶ〝器〟となります。

次に多いのが白血球で、血液の約0・6％を占めます。白血球には、リンパ球や顆粒球、単球などたくさんの種類があり、体に侵入した病原体やがん細胞などを排除します。

血小板は血液の約0・3％を占めます。血管が傷ついて出血をしたときなどに集まり、固まることで止血する役割を果たします。

用語解説　PH　ペーハー。液体が酸性かアルカリ性かを示す、水素イオン濃度のこと。PH7が中性で、血液は通常7.35～7.45で弱アルカリ性に保たれている。

血液は何からできている？

血液の成分

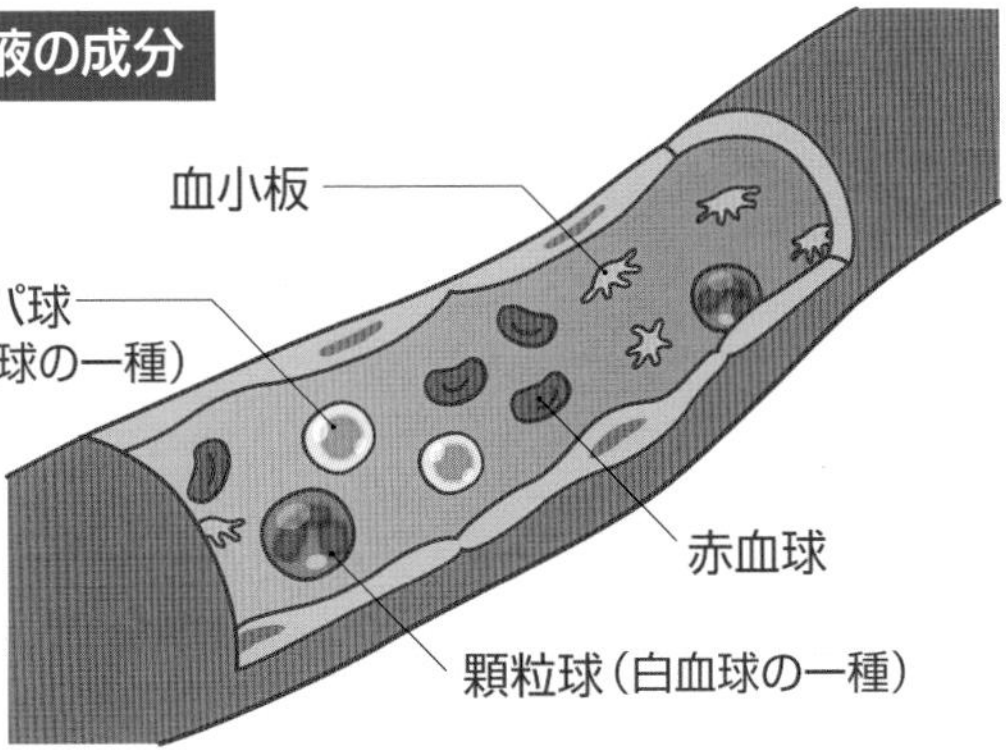

血液成分の割合

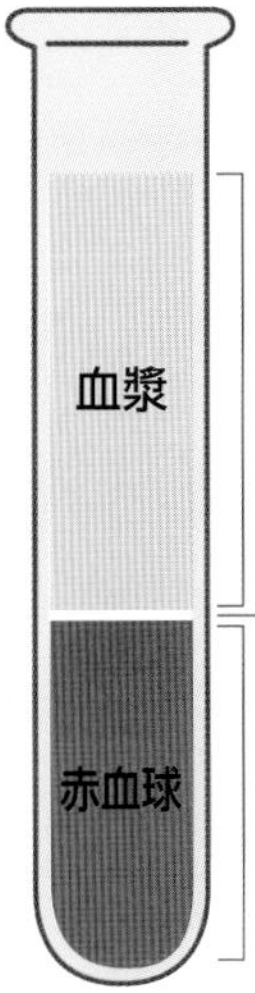

〈血漿成分〉

血 漿　約55%

〈血球成分〉

赤血球　約44%
白血球　約0.6%
血小板　約0.3%

白血球の種類と割合

好中球…… 46～60%
好酸球………0～7%
好塩基球……0～2%
リンパ球 …16～45%
単球………… 4～10%

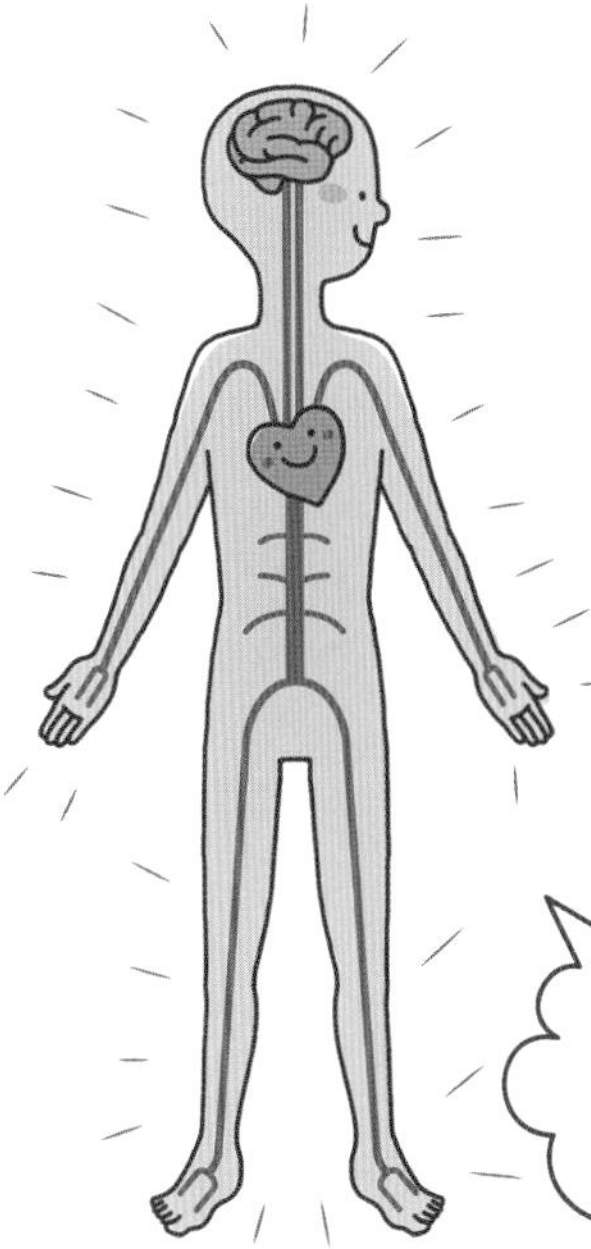

血液は、酸素や栄養素の運搬、体温やホルモン・*PHの調整、病原体や異物から体を守る役割を果たしている

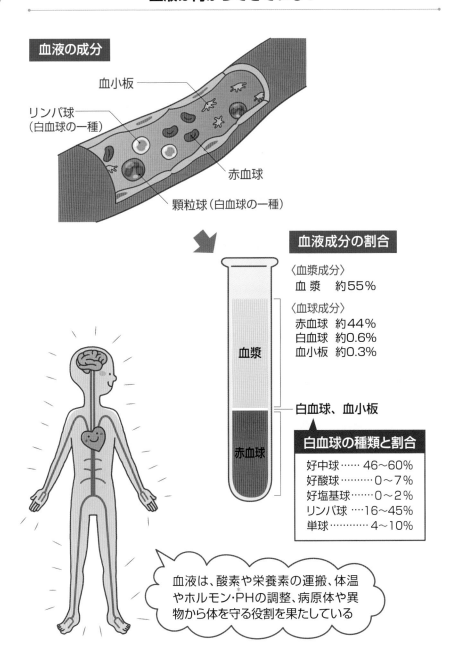

血液は骨の中の骨髄で作られる

赤血球、白血球、血小板などの血液細胞は「骨髄《こつずい》」で作られます。

骨髄は硬い骨の内部にある柔らかいスポンジ状の組織のことで、骨髄液で満たされており、骨髄にはたくさんの「造血幹細胞《ぞうけつかん》」があります。この造血幹細胞が、すべての血液細胞のもとになります。

造血幹細胞は、骨髄の中で盛んに細胞分裂を行い、様々に形を変えながら、赤血球や白血球、血小板へと成長していきます。これを「分化」と言い、造血幹細胞は、まず骨髄系とリンパ系に分化します。

このうち骨髄系の造血幹細胞は、さらに分化を繰り返して、赤血球や血小板、また白血球のうち単球と顆粒球と呼ばれるグループの好中球、好酸球、好塩基球へと成熟していきます。

一方、リンパ系の造血幹細胞も、さらに分化を繰り返して、白血球のうちリンパ球と呼ばれるグループのT細胞、NK細胞、B細胞へと成熟していきます。

また、造血幹細胞は分化のほかに、自分自身の複製を作ることで、造血幹細胞の数を維持するという性質も兼ね備えています。これを「自己複製」と言います。

骨髄中の造血幹細胞が消費されても、なくなることがないのは、自分自身とまったく同じものを複製することができるからです。

このように、骨髄内では造血幹細胞が複製されながら、ひとつの造血幹細胞から、様々な種類の血液細胞が作られていきます。成熟した血液細胞は、骨髄から血管へと移動し、酸素の運搬や免疫など、それぞれの役割を果たし、一部の血液細胞はリンパ管に入って働きます。

血液のがんは、こうした分化・成熟の過程で、細胞ががん化して発症するものです。

血液細胞は骨髄で作られる

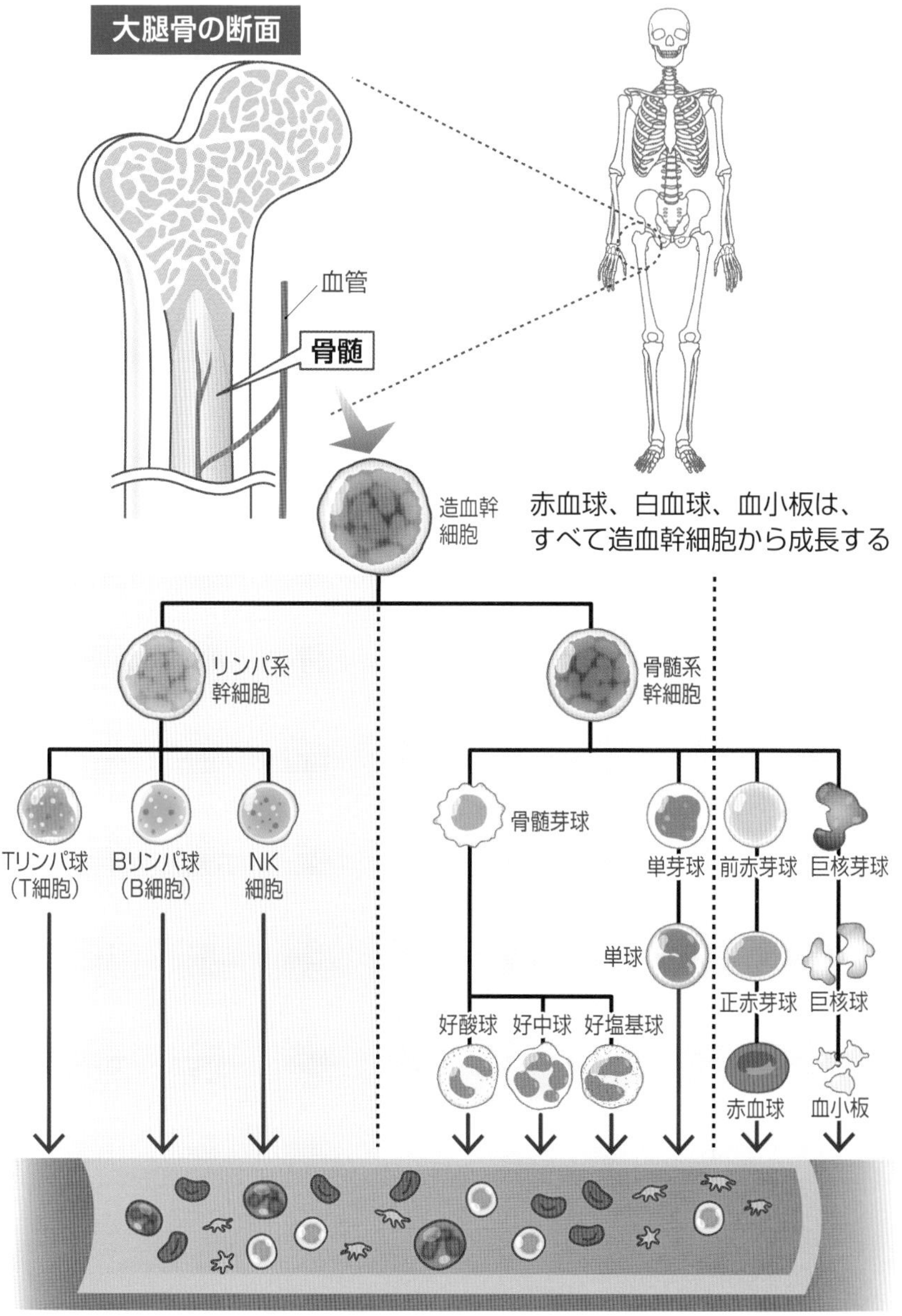

造血幹細胞から作られた血液細胞は骨髄から血液へと移動する

免疫システムを司るリンパのネットワーク

リンパのしくみと働き

私たちの体の中には、血管と同じように、リンパ管も網の目のように全身にはりめぐらされており、動脈、静脈とあわせて体液の循環を担っています。

心臓から送り出された血液は、動脈を通って体中に酸素や栄養素を届けるとともに、老廃物や二酸化炭素を回収してから、静脈の毛細血管へと循環されていきますが、このとき一部の体液は静脈に流入せず、間質液*となります。

全身にあるリンパ管は、この間質液を吸収し、吸収された間質液はリンパ液として、リンパ管の中を流れていきます。最初に流れ込むのは、とても細い毛細リンパ管ですが、少しずつ集まって太くなり、最後はリンパ本管から鎖骨の下あたりにある太い静脈へとつながっています。これにより、血管に戻れなかった体液が、リンパ液としてリンパ管を流れ、再び血液内に戻ることになります。

リンパ液の中では、リンパ球が血管の中で働くと同じように、細菌などの病原体やがん細胞から体を守る働きをしています。

リンパ管には、ところどころにそら豆のような形をした「リンパ節」があります。これは細菌やウイルス、がん細胞などがないかをチェックして、免疫機能を発動する関所のような役割を果たす免疫器官です。

リンパ節はリンパ球が密集してできており、首や腋の下、太ものつけ根、腹部などをはじめ、全身に数多く存在しています。膜に覆われ、中は網目のようになっており、網目に引っかかった病原体やがん細胞を攻撃することで、リンパ液をきれいにし、血管内に異物が入ることを防ぎます。

用語解説 間質液　細胞の外側にあり、細胞と細胞の間を満たしている体液。血液中の栄養素や酸素は血管壁を通って間質液に移動し、細胞膜から細胞内液に移動する。

全身をめぐるリンパ

リンパ管は、網の目のように全身にはりめぐらされている

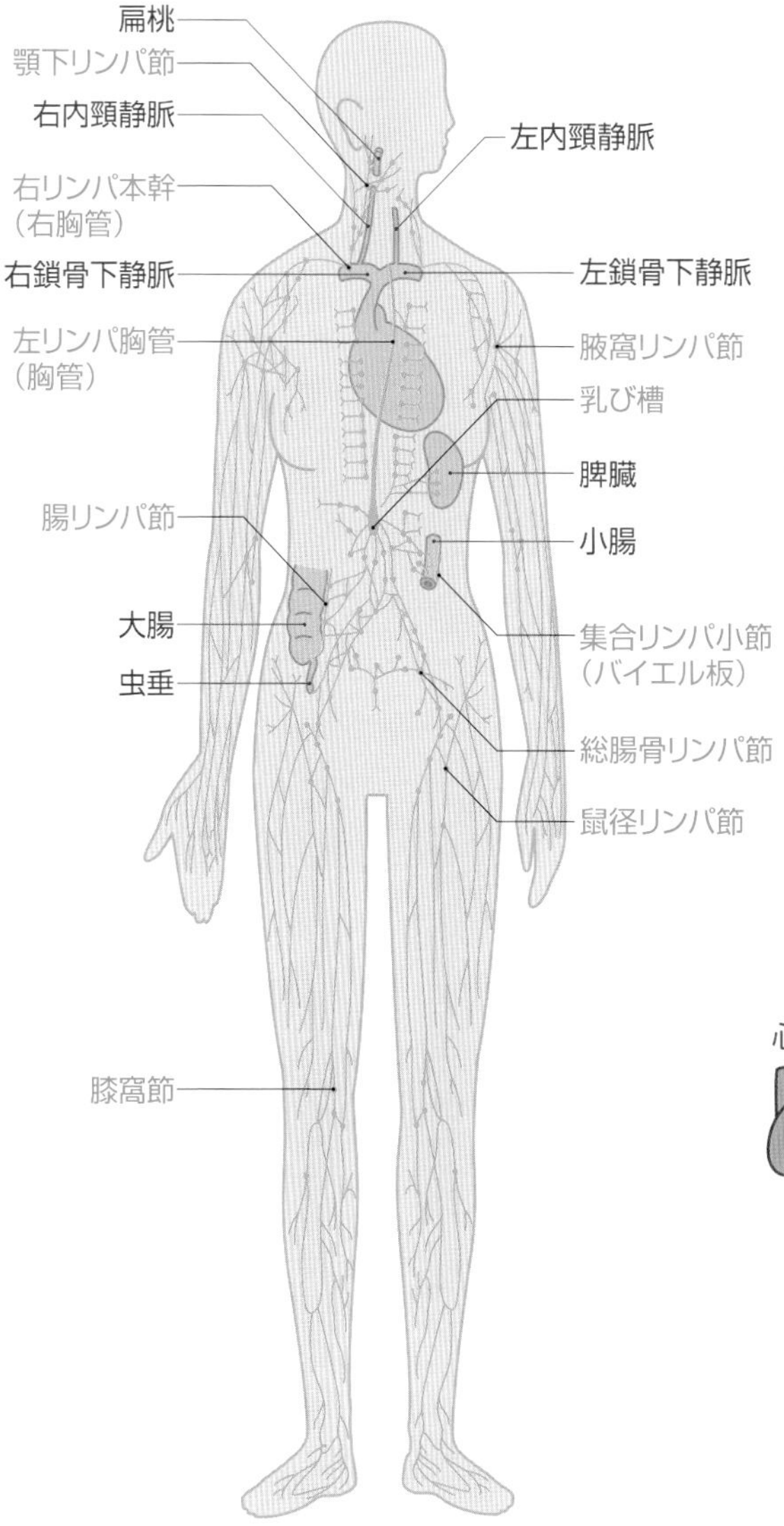

※上記の緑字はリンパ節やリンパ管、赤字はリンパがかかわる主な器官

リンパ節の構造

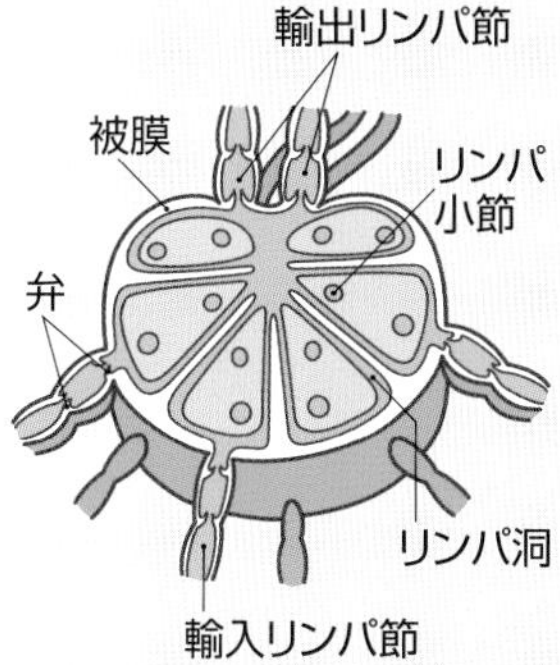

リンパの循環

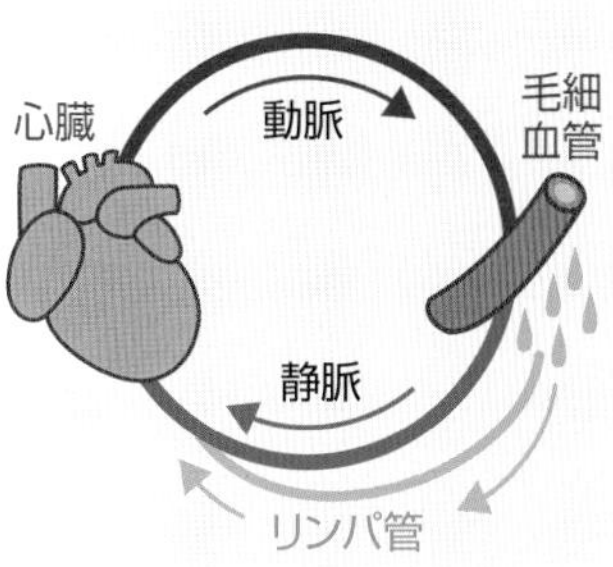

毛細血管からリンパ液がしみ出る。リンパ液には、B細胞、T細胞、NK細胞などのリンパ球が含まれている

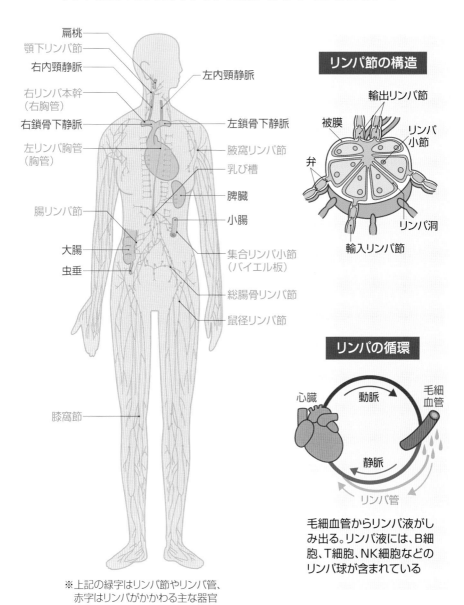

血液のがんには種類がたくさんある

がんの特徴によって病名や治療法が異なる

血液のがんは、血液を構成する様々な血液細胞が、がん化して起きるものです。がん化する血液細胞の種類や成熟度によって、発症する体の部位や進行度などが異なるため、それぞれに病名がつけられ、治療法も異なります。自覚症状も、発熱やだるさのように全身に現れるものから、特定の部位の腫れや痛み、めまい、寝汗など様々です。

主な血液のがんは、「白血病」「悪性リンパ腫」「多発性骨髄腫」の3つに分けられます。

白血病は、造血幹細胞が血液細胞へと成熟していくときに細胞ががん化し、無制限に増殖してしまう病気です。大きく骨髄性とリンパ性に分けられます。また、急激に進行するか徐々に進行するかによって、急性と慢性に分けられます。

悪性リンパ腫は、白血球の一種であるリンパ球ががん化する病気で、首や腋の下、脚の付け根をはじめとするリンパ節や、リンパ節以外の臓器に発生します。がん化したリンパ球が無制限に増殖することで、しこりやこぶとなり、病気の進展とともに、全身に広がっていきます。悪性リンパ腫はがん細胞の形態や性質によって細かく分類され、それぞれ、進行のはやさや治りやすさが異なります。

多発性骨髄腫は、血液細胞の一種の形質細胞*が、がん化して発症します。形質細胞は白血球の一種であるB細胞から分化してできる細胞で、分化の途中でがん化することにより骨髄腫細胞となって、無制限に増殖していきます。また、異物を攻撃する免疫グロブリンと呼ばれるタンパクの正常な産生が抑えられることで、免疫機能が正常に働かなくなります。

用語解説 形質細胞　血液細胞の一種。白血球の1つであるB細胞が、抗原の刺激などを受けて分化したもの。がん化するとMタンパクという異常な抗体を作ってしまう。

血液のがんって、どんな病気？

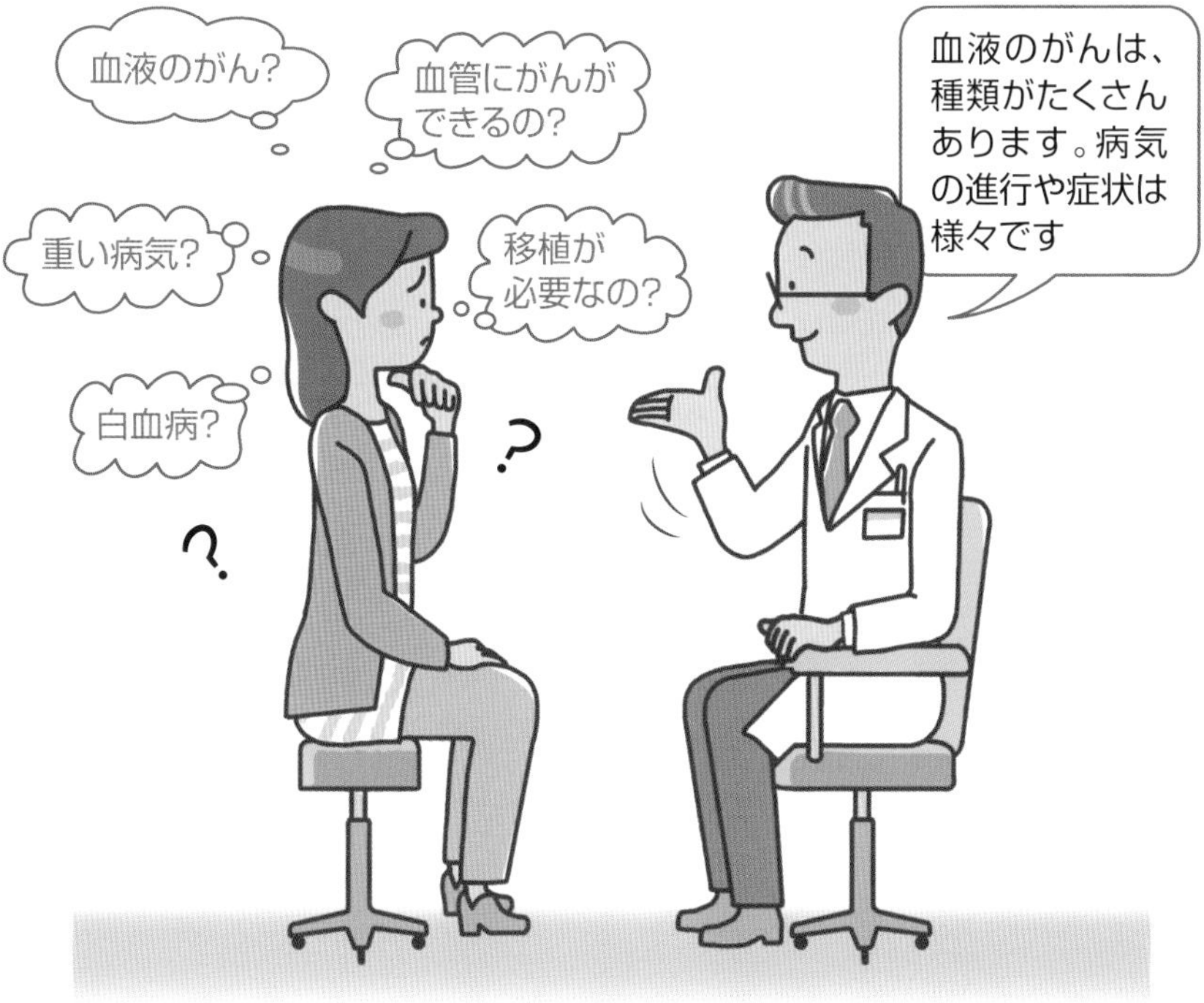
血液のがん?
血管にがんができるの?
重い病気?
移植が必要なの?
白血病?
血液のがんは、種類がたくさんあります。病気の進行や症状は様々です

主な血液がん

白血病	骨髄や血液の中に白血病細胞が無制限に増殖
悪性リンパ腫	リンパ球ががん化して、リンパ系組織に腫瘤《しゅりゅう》ができる
多発性骨髄腫	形質細胞ががん化して骨髄や骨に異常が起きる

血液のがんの原因と影響

血液の細胞に起こる様々なトラブル

血液細胞ががん化する原因は、血液細胞のもとである造血幹細胞の遺伝子に異常が起きるためと考えられています。何らかの原因で遺伝情報に狂いが生じ、遺伝子の一部が欠損したり、置き換わってしまったりするのです。

遺伝子が傷つく原因としては、放射線や化学物質にさらされることなどが考えられています。また、ウイルスとの関連も注目されており、HTLV-Iウイルス（38頁参照）と成人T細胞白血病・リンパ腫の関連、EBウイルス*と悪性リンパ腫の関連などが指摘されています。しかし、ほとんどの血液のがんの原因は不明とされています。

血液には、たくさんの働きがありますが、がん化した細胞が増えると、様々な影響があります。

まず、正常な赤血球や白血球、血小板が不足し、それぞれが十分な役割を果たすことができなくなります。

そのため、赤血球が不足すれば貧血になり、動悸や息切れ、全身の倦怠感などを感じやすくなります。白血球が不足すれば、免疫機能が低下して、感染症にかかりやすくなり、発熱しやすくなります。血小板が不足すれば、出血しやすくなります。

また、本来コントロールされている血液細胞の増殖が、無制限に行われてほかの臓器を圧迫することで、様々な症状を引き起こします。

その他、がん化した細胞が血管やリンパ管を通じて、全身の臓器に広がることや、がん化した細胞が周囲の骨の組織を破壊して増え続けることで、骨がもろくなることなどもあります。

用語解説　EBウイルス　エプスタインバールウイルス。ヘルペスウイルスの一種で、発熱やのどの痛みを起こす。一部の悪性リンパ腫の発生に関わっているとされる。

血液の細胞に起こる様々なトラブル

トラブル1　造血幹細胞のがん化

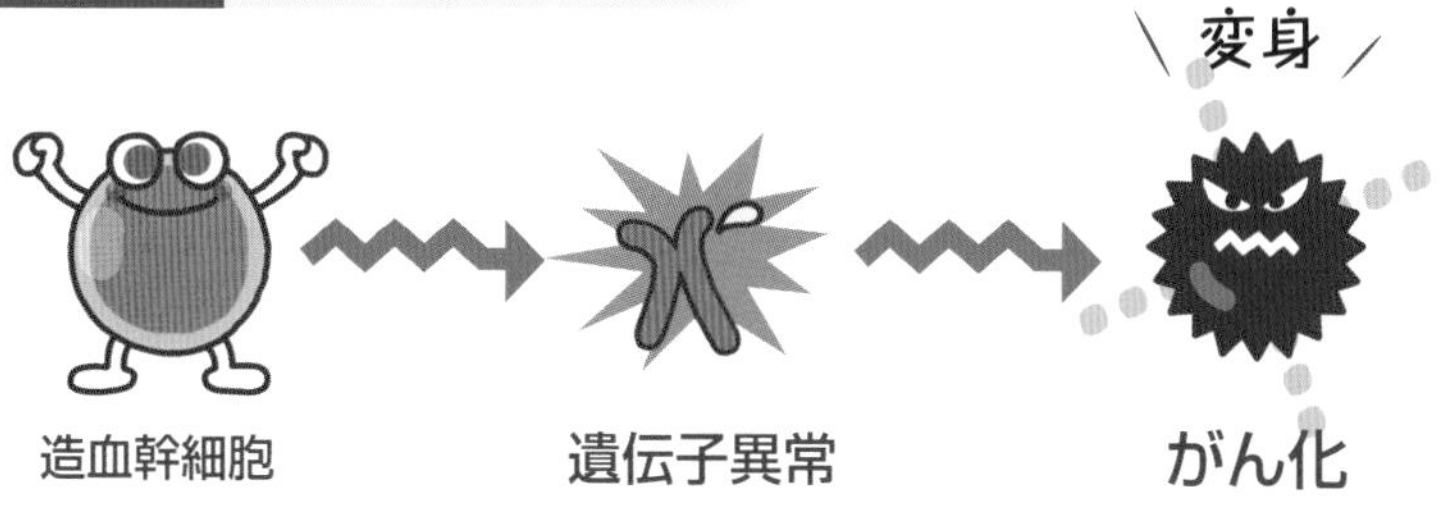

トラブル2　がん化した血液細胞が異常に増える

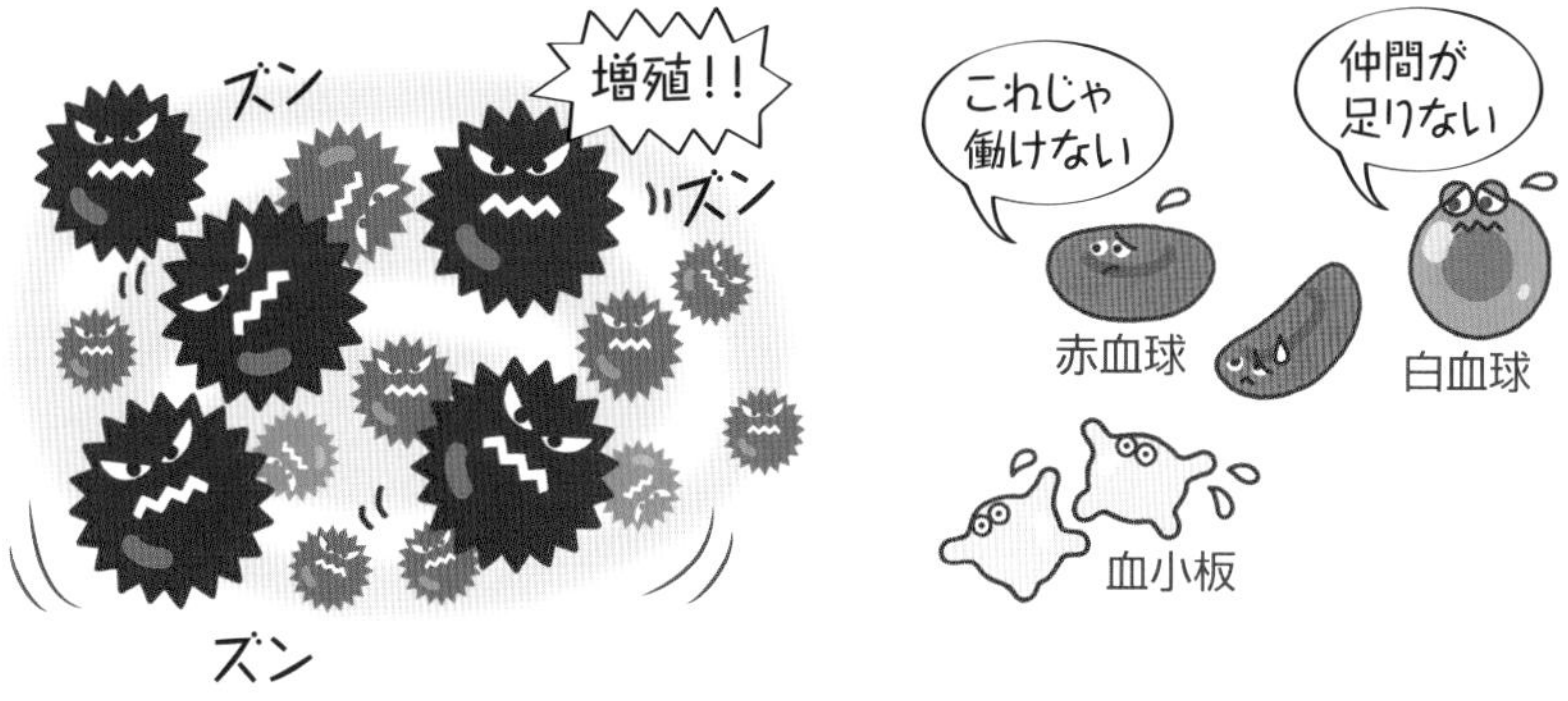

トラブル3　正常な血液細胞が作られなくなる

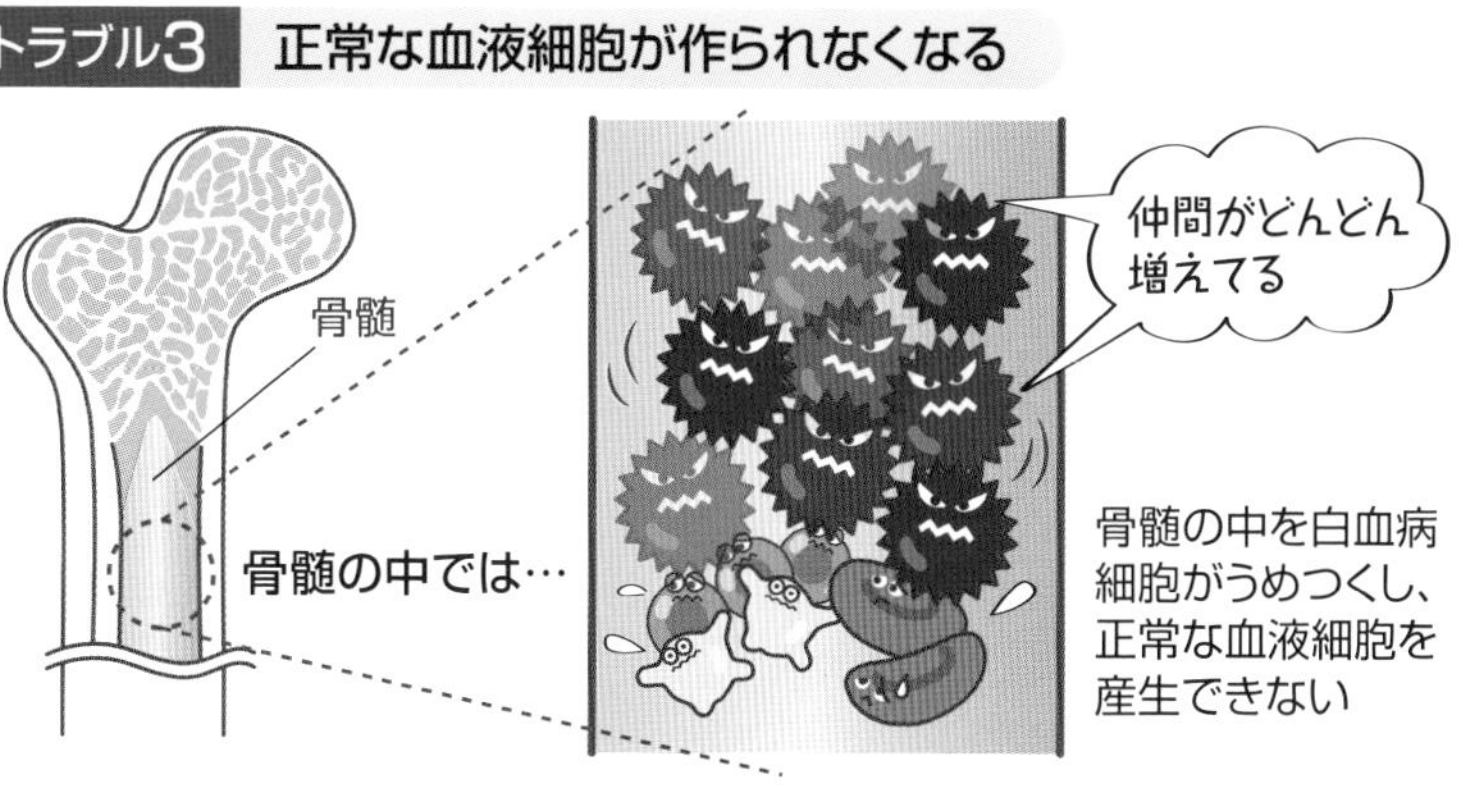

骨髄の中を白血病
細胞がうめつくし、
正常な血液細胞を
産生できない

白血病とはどんな病気？

造血幹細胞が分化する中でがん細胞が発生する

白血病は、造血幹細胞ががん化し、無制限に増殖する病気です。

造血幹細胞は、骨髄の中で白血球、赤血球、血小板といった血液細胞へと分化していきますが、その過程で何らかの異常が起きることで、がん化した白血病細胞が異常に増殖し、正常な白血球、赤血球、血小板が減少します。

高齢者になるほど発生率が高くなりますが、子どもや働き盛りの若い人でも発生し、若い世代がかかるがんとしては、最も頻度が高いがんです。

白血病には大きく、「急性」と「慢性」の違いがあります。血液細胞の分化が一定の段階で停止してしまい、未熟な細胞が増殖するのが「急性」で、急性白血病の場合は、急速に病気が進んでいきます。

一方、分化した細胞の増殖をコントロールすることができなくなるのが「慢性」で、慢性白血病は、最初はゆっくりと進行する慢性期が続き、移行期を経て、急性転化期へと進展していきます。

急性白血病と慢性白血病は、それぞれ病気の特徴も異なります。そのため、病気によっては、急性期から慢性期へと移行するものがありますが、白血病の場合には当てはまりません。

また、白血病細胞がどの細胞に成熟していく予定だったかによって、白血病は非常に細かく分類されています。大きく分けると、骨髄系幹細胞の性質を持っているか、リンパ球の性質を持っているかによって「骨髄性」と「リンパ性」に区別されます。

よって、白血病を大きく分けると「急性骨髄性白血病」「慢性骨髄性白血病」「急性リンパ性白血病」「慢性リンパ性白血病」の4つに分けることができます。

骨髄で造血幹細胞ががん化する

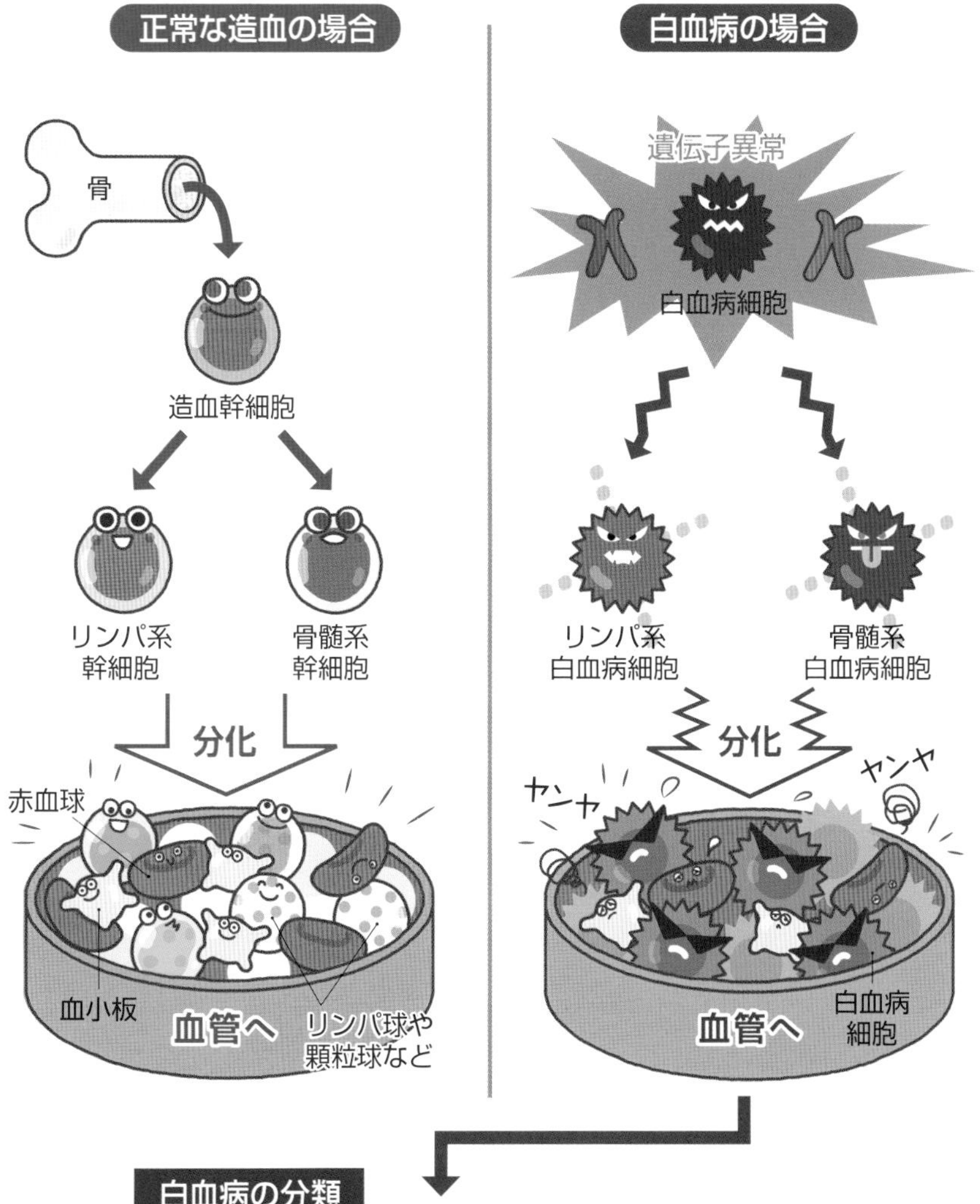

白血病の分類

骨髄系	•急性骨髄性白血病	•慢性骨髄性白血病
リンパ系	•急性リンパ性白血病	•慢性リンパ性白血病

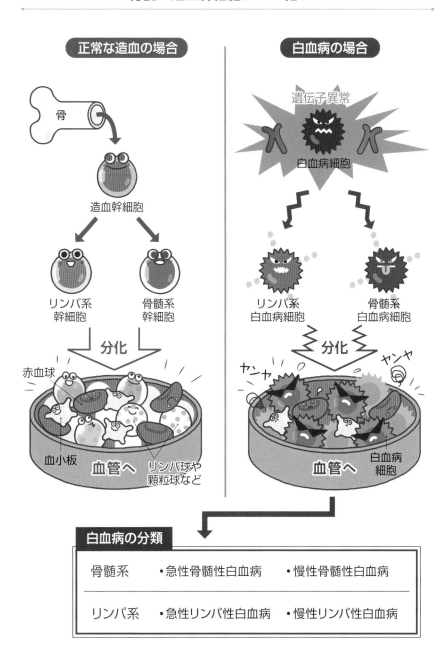

骨髄性白血病とは

骨髄性白血病は、骨髄系に分化した造血幹細胞ががん化する病気で、急激に進行する「急性骨髄性白血病」と、進行がゆるやかな「慢性骨髄性白血病」があります。

急性骨髄性白血病は、白血病のなかでも患者数の多い病気です。血液細胞として正常に働かない白血病細胞が無制限に増殖し、白血球、赤血球、血小板といった正常な血液細胞が減って、血液の機能がきちんと働かなくなることで、動悸、息切れや倦怠感、頭痛、発熱、あざや出血しやすくなるといった症状が現れます。また、骨髄の中で増殖した白血病細胞が血液に流れて、臓器で増殖しすぎることで、肝臓、脾《ひ》臓、リンパ節などいろいろな臓器の腫れを起こすことがあります。

急性骨髄性白血病は、さらに細かく病気のタイプが分類され、タイプによって特徴が異なり、治療の効果が異なることもあります。たとえば、前骨髄球ががん化する「急性前骨髄球性白血病」は、出血しやすいという特徴があり、以前は最も治りにくい白血病のひとつでしたが、現在はレチノイン酸という薬剤によって、治りやすくなっています。

慢性骨髄性白血病は、染色体*の9番と22番の一部が入れ替わることで、がん化が起きると考えられています。

慢性骨髄性白血病は病気の進行がゆるやかなため、全身のだるさや肝臓や脾臓の腫れによるお腹の張りなどを感じることもありますが、最初の慢性期の頃は、自覚症状がほとんどないことが少なくありません。

しかし、病気が進行して急性転化期を迎えると、血液細胞として正常に働かない未熟な細胞が著しく増えることから、急性白血病と似たような症状が現れるようになります。

用語解説　染色体　遺伝情報を担うDNAが折りたたまれたもの。細胞の核に含まれており、細胞分裂のときにひも状に現れる。人の細胞には23対46本の染色体がある。

骨髄性白血病

骨髄性白血病には、急性と慢性がある

急性骨髄性白血病

急激に進行。日本人の白血病で多い

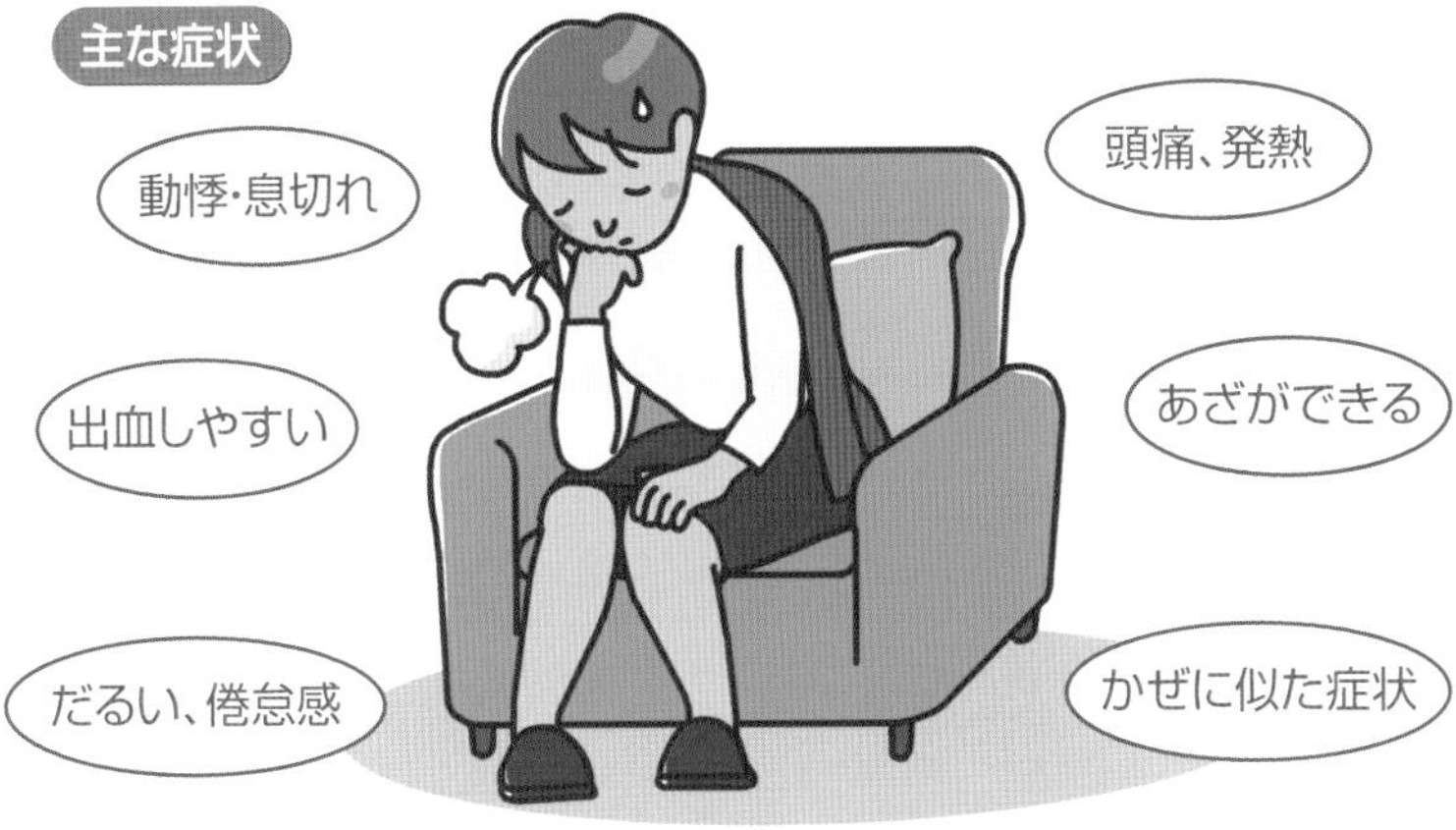
主な症状
動悸・息切れ
頭痛、発熱
出血しやすい
あざができる
だるい、倦怠感
かぜに似た症状

慢性骨髄性白血病

進行がゆるやか。はじめはほとんど症状がないが、急に進行することもある

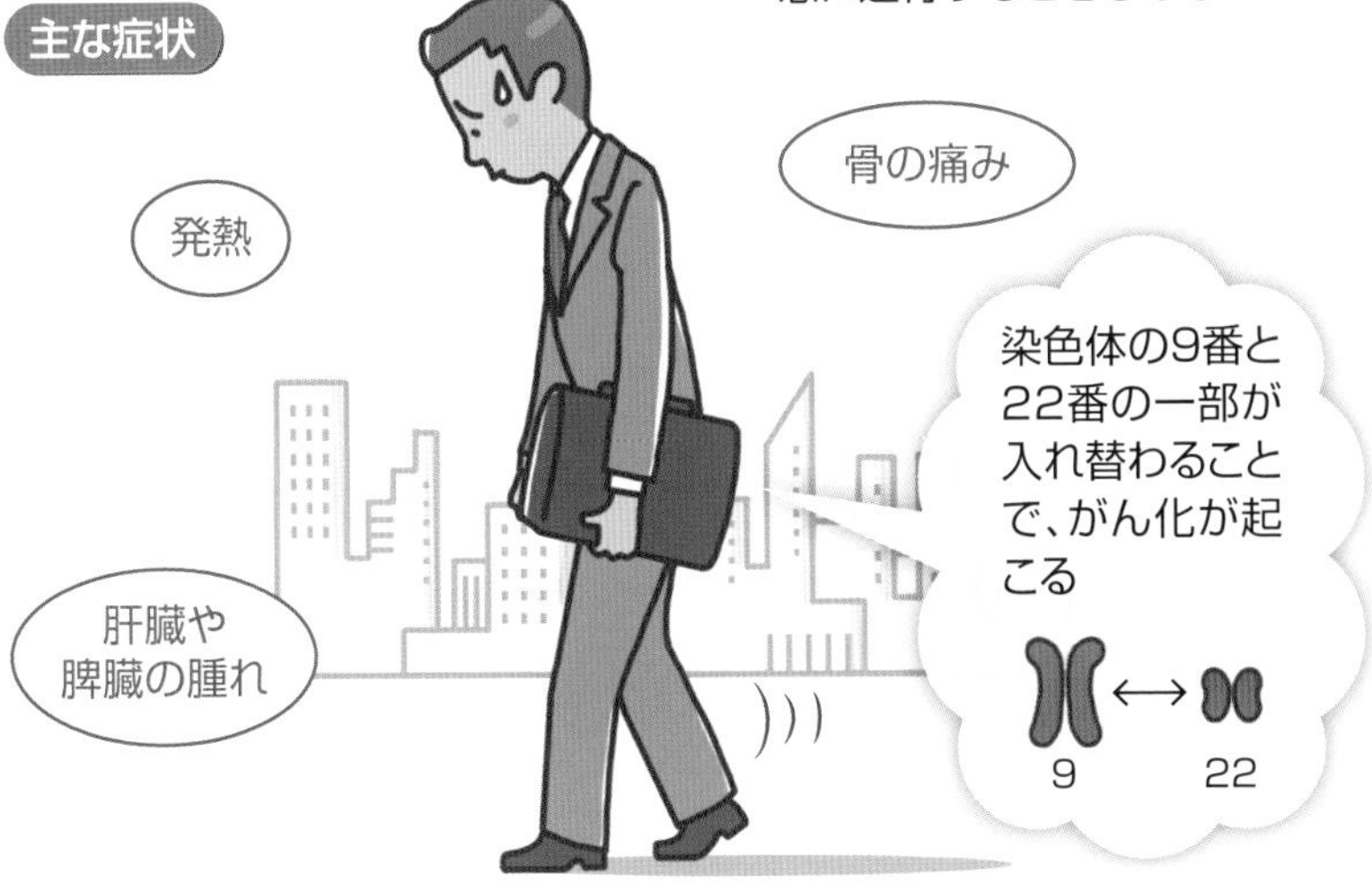
主な症状
骨の痛み
発熱
染色体の9番と22番の一部が入れ替わることで、がん化が起こる
9
22
肝臓や脾臓の腫れ

リンパ性白血病とは

リンパ性白血病は、リンパ系に分化した造血幹細胞が、B細胞、T細胞、NK細胞といったリンパ球に成熟していく過程でがん化する病気で、大きく分けると、急激に進行する「急性リンパ性白血病」と、進行がゆるやかな「慢性リンパ性白血病」があります。

急性リンパ性白血病は、がん化した細胞の種類により、B細胞系とT細胞系に大きく分かれます。正常な働きをする血液細胞が減少する結果、動悸、息切れ、だるさといった貧血症状が現れたり、歯茎などから出血しやすくなったりするほか、肺炎などの感染症を合併することもあります。また、リンパ節や脾臓の腫れが現れやすいといった特徴があるほか、脳や脊髄といった神経組織に浸潤《しんじゅん》しやすいといった特徴もあり、その場合は、頭痛や吐き気が生じることもあります。

急性リンパ性白血病は、小児では急性骨髄性白血病よりも発症が多く、小児がかかる白血病のなかで最も多いものは、急性リンパ性白血病になります。

慢性リンパ性白血病は、リンパ球のうち成熟した小型のB細胞ががん化し、無制限に増殖して発症するものです。

発症しても、ゆっくりと進行するため、初期は自覚症状がないことがほとんどです。症状がある場合は、だるさがよく現れます。また、発熱、体重減少、汗をかくといった症状のほか、貧血を伴うと息切れや動悸がみられます。その他、脾臓や肝臓の腫れ、肺炎など感染症が現れることもあります。

慢性リンパ性白血病は、欧米では最も頻度の高い白血病ですが、日本やアジアでは欧米の10分の1程度の発症率と言われています。そのため、発症する原因はまだ十分に解明されていませんが、環境的な要因よりも、遺伝的な要因の影響が大きいのではないかと考えられています。

リンパ性白血病

リンパ性白血病も急性と慢性に分かれる

急性リンパ性白血病

進行がはやい。小児の白血病のなかで最も多い

主な症状

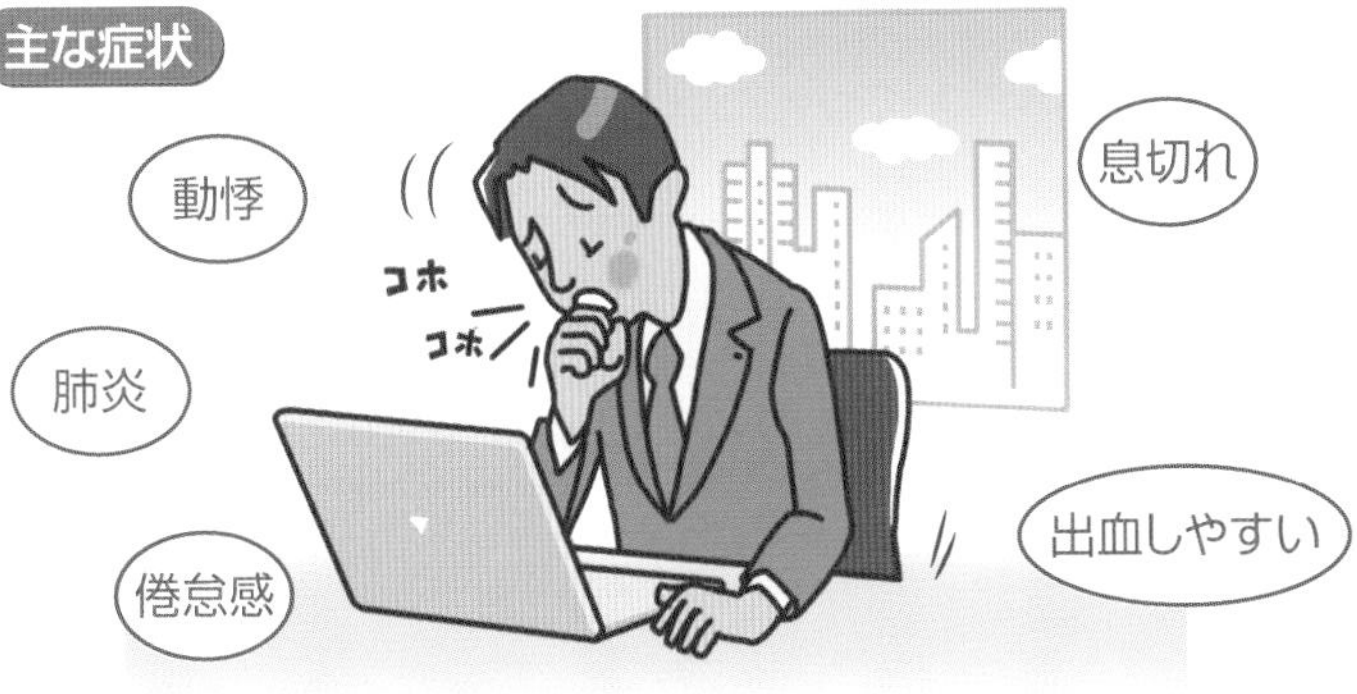
動悸
肺炎
倦怠感
コホ
コホ
息切れ
出血しやすい

慢性リンパ性白血病

リンパ球の一種B細胞が、がん化して起こる。
初期は症状がほとんどない。日本では少ない

主な症状

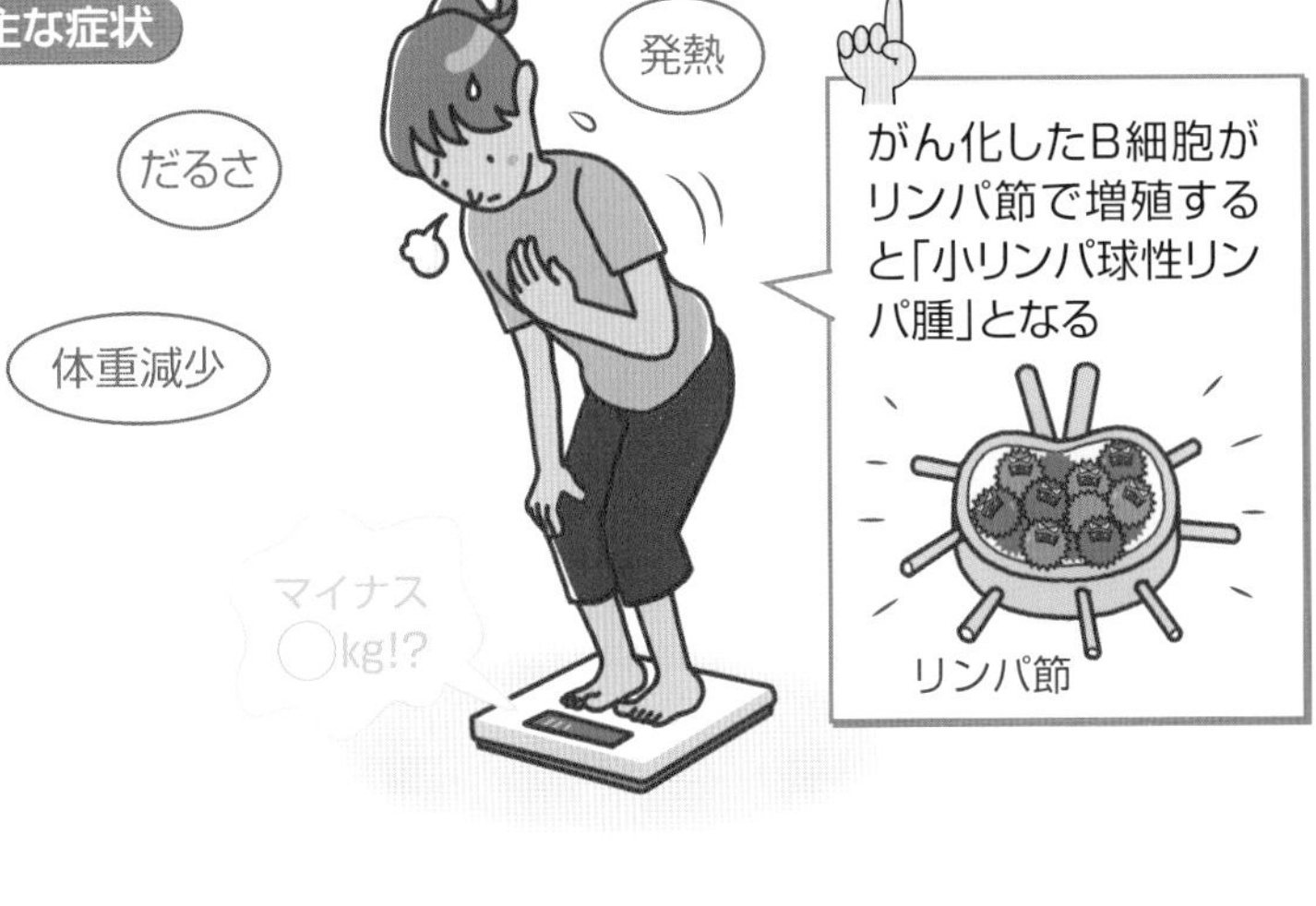
だるさ
体重減少
発熱
マイナス
○kg!?
がん化したB細胞がリンパ節で増殖すると「小リンパ球性リンパ腫」となる
リンパ節

小児の白血病

小児がかかるがんの中で、最も多いのが白血病で、小児がんの約40%を占めています。

成人の白血病と同じように、小児の白血病も血液細胞ががん化することによって、未熟な細胞が無制限に増殖していく病気です。また、成人の白血病にも、様々なタイプの白血病があるように、小児の白血病にも、様々なタイプがありますが、小児の場合、発症する割合は、急性リンパ性白血病が約70%、急性骨髄性白血病が約25%となっています。

急性リンパ性白血病も急性骨髄性白血病も、病気の進行がはやいために、急に症状が出現する場合がありますが、症状が起こる原因は大きく2つに分かれます。ひとつは、骨髄で白血病細胞が増えて、正常な血液細胞が減少することにより起こる症状で、もうひとつは白血病細胞が臓器に増殖することで起こる症状です。

具体的な症状としては、初期の段階では、風邪のような症状、不機嫌、何となく元気がないといった症状がみられるだけのこともあります。

白血病細胞が増えてくると、代表的な症状として、だるさや息切れ、動悸といった貧血症状、感染症の合併、歯茎などからの出血といった症状がみられるようになります。その他、肝臓や脾臓の腫れ、発熱、骨の痛みといった症状がみられるほか、脳や脊髄といった神経組織に白血病細胞が増殖することもあり、その場合は、頭痛や吐き気がみられることがあります。

白血病を発症した小児には、染色体の異常が多いことがわかっています。また、ダウン症候群や先天性の貧血症の一種であるファンコニ貧血*の小児は、急性白血病の発症率が高いことなども知られていますが、小児が白血病を発症する原因は、はっきりとはわかっていません。

用語解説　ファンコニ貧血　遺伝子異常から、赤血球や白血球が減少したり、低身長や色素沈着などの異常が起きる血液疾患。白血病を発症しやすい。

小児の白血病

小児の白血病は小児がんの約40%を占める。そのタイプは大きく分けて2つある

1 急性骨髄性白血病

約25%がこのタイプ

主な症状

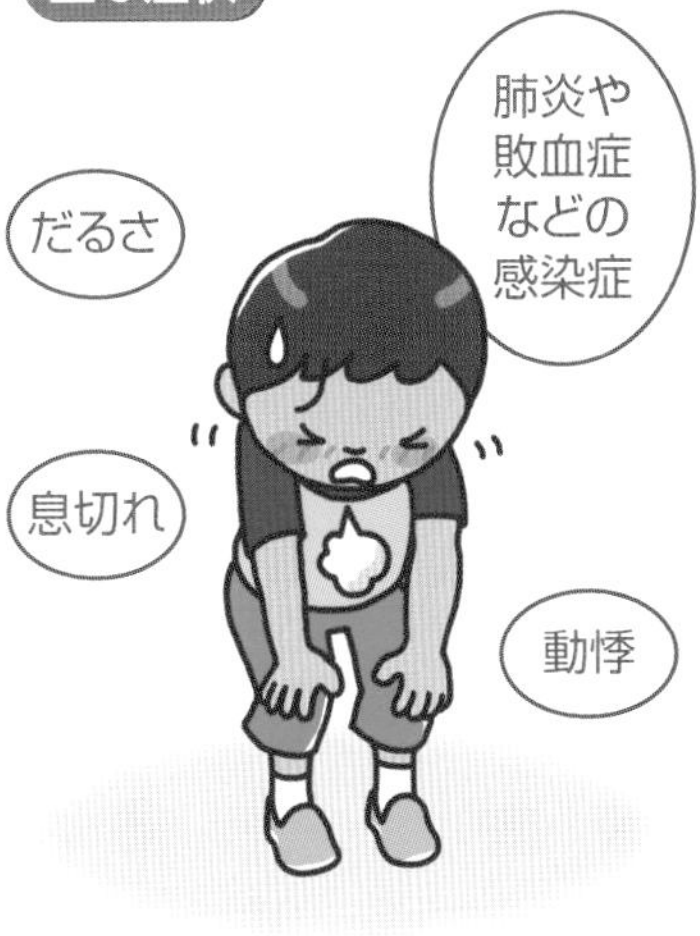
肺炎や
敗血症
などの
感染症
だるさ
息切れ
動悸

2 急性リンパ性白血病

約70%がこのタイプ

主な症状

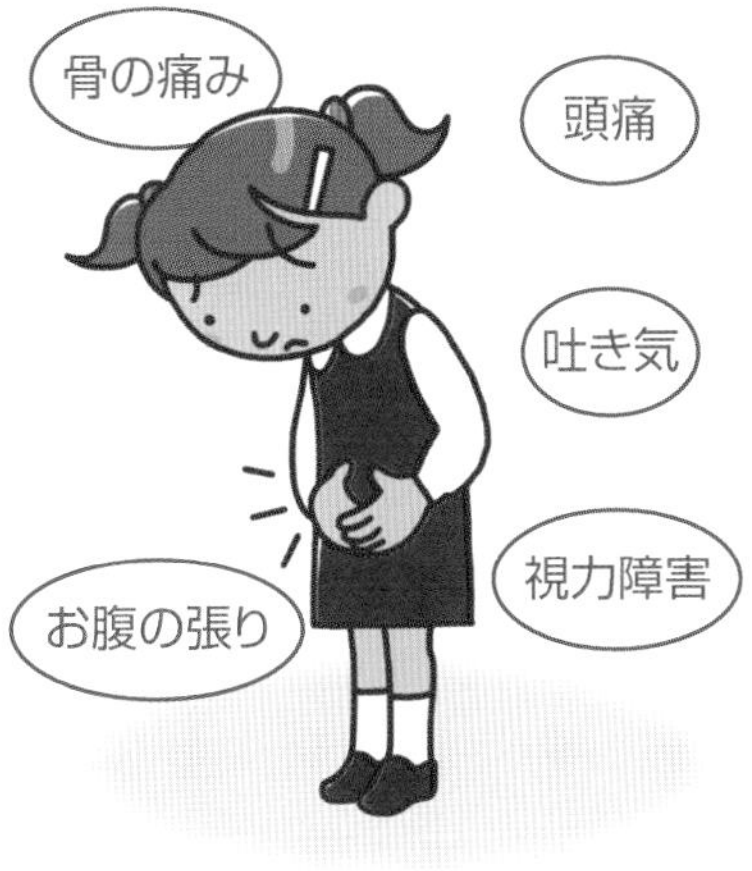
骨の痛み
頭痛
吐き気
視力障害
お腹の張り

●発症の原因●

原因ははっきりしていない。遺伝子の異常が関わっていると考えられている

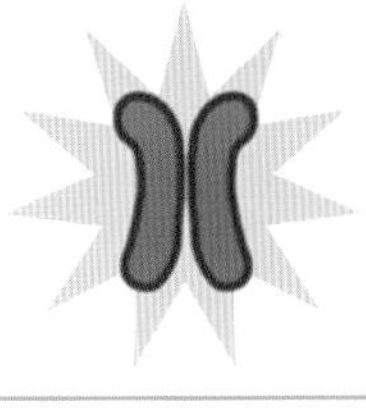

悪性リンパ腫とはどんな病気？

がん化したリンパ球が、リンパ組織で塊を作る

悪性リンパ腫は、血液細胞のひとつであるリンパ球が造血幹細胞から分化・成熟していく過程で、がん化することにより起きる病気です。リンパ球は血液の中ばかりでなく、リンパ節や扁桃、胸腺*、脾臓など、全身のリンパ組織にありますので、あらゆる臓器に発生する可能性があります。

リンパ球ががん化する病気には、リンパ性白血病もありますが、リンパ性白血病の場合は、主に血液や骨髄で悪性細胞が増え、がんの塊を作りにくいのに対し、悪性リンパ腫は塊を作りやすいという性質があります。

主な症状としては、首や腋の下、脚の付け根といったリンパ節の多いところに、痛みのないしこりが現れることが多く、病気が全身に広がる場合は、病変が発生する部位によって様々な症状が現れます。全身的な症状としては、発熱、体重の減少、著しい寝汗を伴うことがあります。

悪性リンパ腫は大きく分けると「ホジキンリンパ腫」と「非ホジキンリンパ腫」の2つに分類されますが、がん細胞の形態や性質によってさらに細かく分類され、個々の病型によって治療方針なども異なります。

がん化する原因のほとんどは解明されていませんが、遺伝子の異常が関わっていると考えられています。

また、一部の悪性リンパ腫では、慢性胃炎や、甲状腺の病気のひとつの橋本病、免疫の病気のシェーグレン症候群、HTLV-1ウイルス、EBウイルスが関与しているとされています。

用語解説

胸腺　免疫機能に関わる臓器で、胸骨の後ろ側、左右の肺の間に心臓に乗るようにある。白血球の一種のTリンパ球がここで成熟し、全身に送られる。

悪性リンパ腫

がん化したリンパ球が首や腋の下、脚の付け根といったリンパ節の多いところに、痛みのないしこりやこぶとして現れる

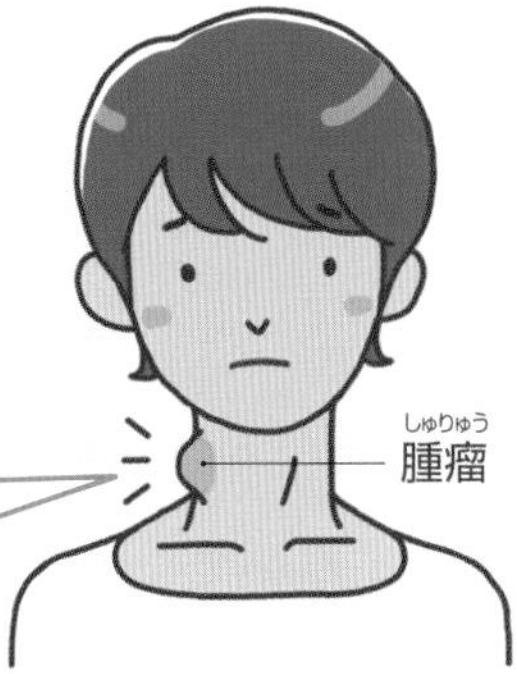

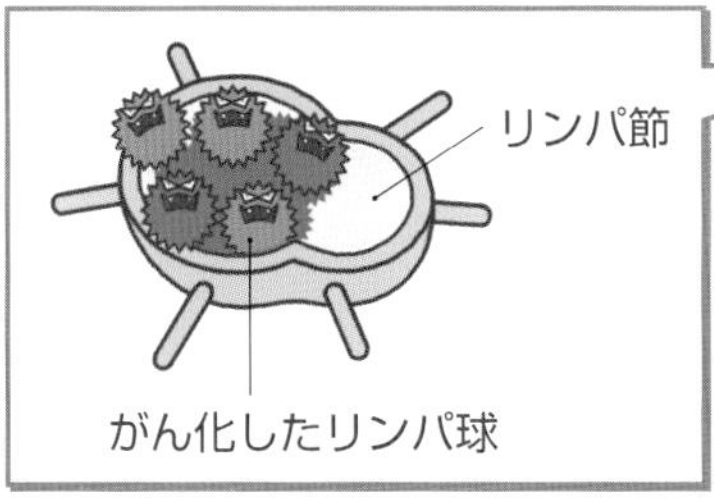

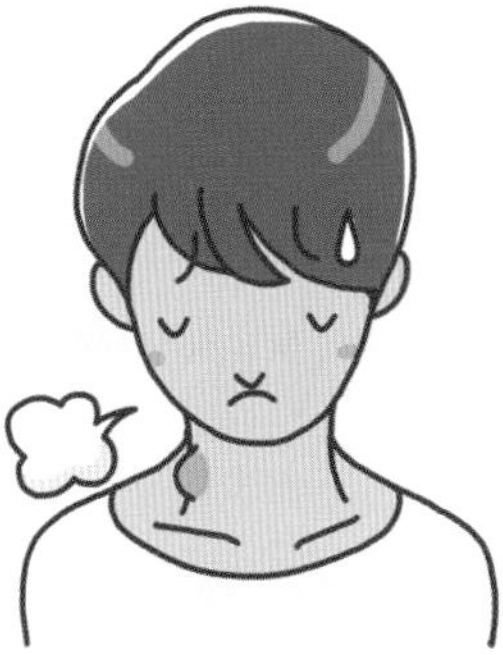

発熱や体重減少、だるさなどが現れる。腫瘤が臓器を圧迫することの悪影響が出ることもある

消化管や肺などリンパ組織以外の「節外臓器《せつがいぞうき》」に腫瘍ができることもある

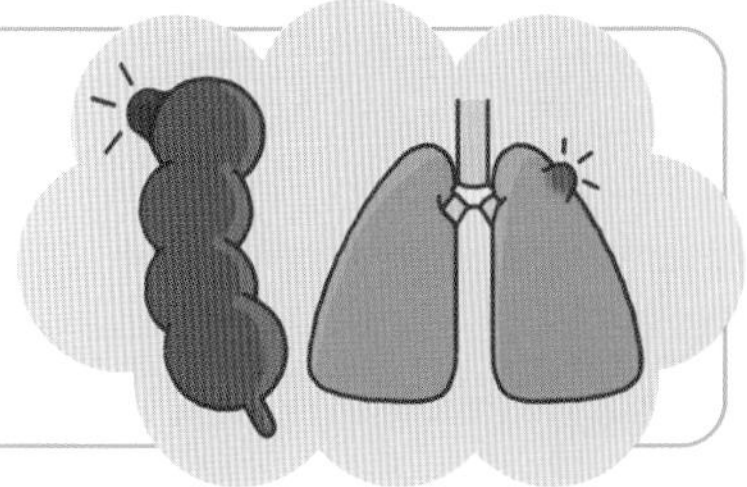

悪性リンパ腫は70種類以上のタイプがある

悪性リンパ腫は、とても多くの病型に分かれる病気で、WHO（世界保健機関）では、70種類以上に細かく分類しています。

それぞれ症状や進行スピードなどの「悪性度」が異なり、治療方針も異なりますが、悪性リンパ腫を大きく分けると「ホジキンリンパ腫」と「非ホジキンリンパ腫」に分けられます。

ホジキンリンパ腫は、がん化している組織に、「リード・シュテルンベルグ細胞」や「ホジキン細胞」など特徴的な細胞がある悪性リンパ腫です。欧米人では、悪性リンパ腫の約30％をホジキンリンパ腫が占めますが、日本人ではあまり多くなく5～10％程度です。

非ホジキンリンパ腫は、ホジキンリンパ腫以外の悪性リンパ腫です。リンパ球には、B細胞、T細胞、NK細胞などの種類がありますが、悪性リンパ腫細胞のもとになったリンパ球の種類や成熟度によって病型が分類されていきます。大きく分けると、「前駆リンパ系由来」のほか、成熟したB細胞ががん化して起きる「成熟B細胞由来」、成熟したT細胞やNK細胞ががん化して起きる「成熟TおよびNK細胞由来」に分けられ、そこからさらに細かく分類されていきます。

また、非ホジキンリンパ腫の病型は、進行のスピードや症状の激しさにより、3つのタイプに分けられます。「ゆっくり進行するタイプ」は年単位でゆるやかに進行していきますが、「活動性の強いタイプ」は週から月単位で進行し、「最も激しいタイプ」になると日から週単位で急速に進行していきます。

日本人はホジキンリンパ腫よりも、非ホジキンリンパ腫の方が多く、約90％を占めていますが、非ホジキンリンパ腫の中では、B細胞ががん化した悪性リンパ腫が多く発症しています。

悪性リンパ腫の分類

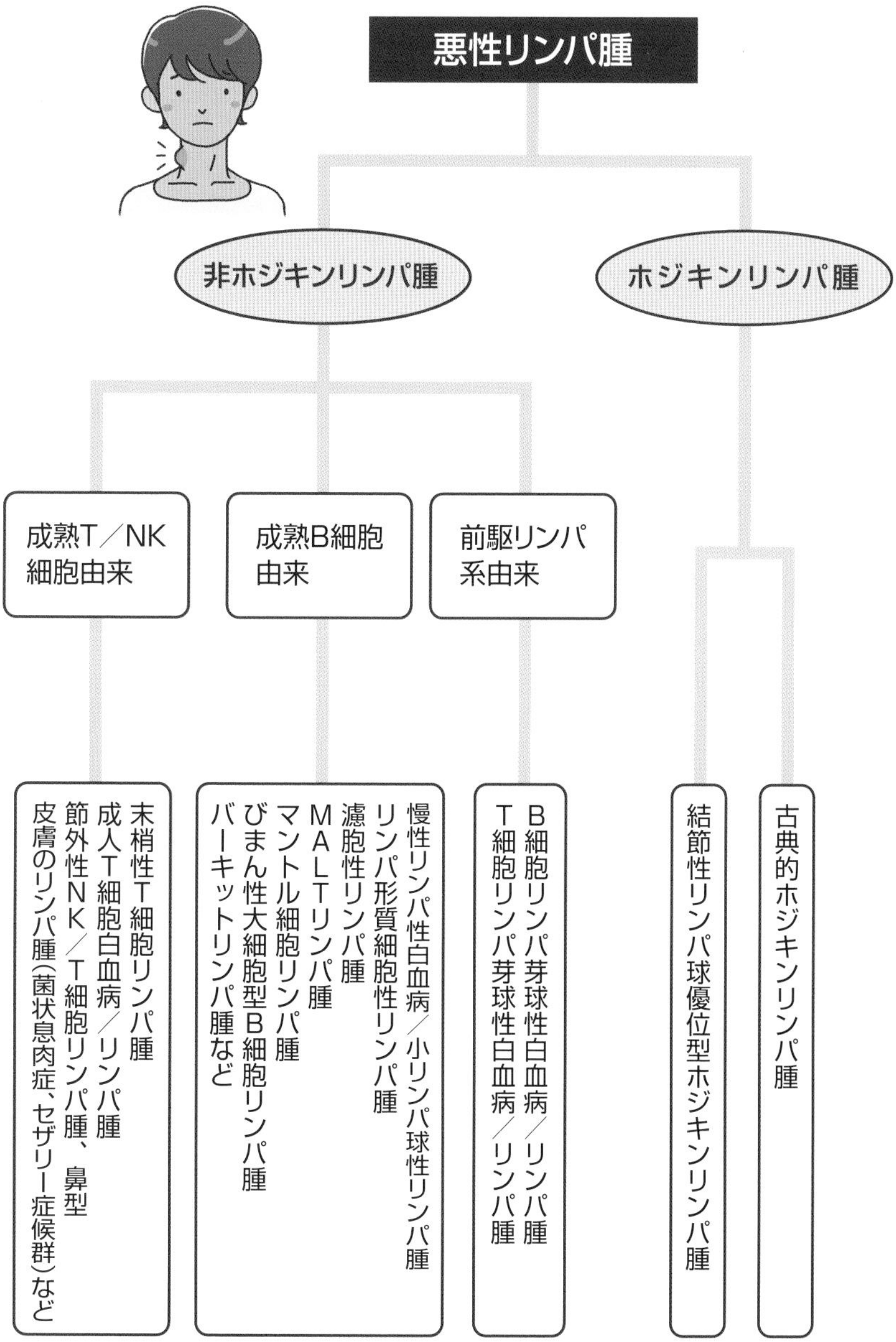
悪性リンパ腫
非ホジキンリンパ腫
ホジキンリンパ腫
成熟T／NK細胞由来
成熟B細胞由来
前駆リンパ系由来
末梢性T細胞リンパ腫
成人T細胞白血病／リンパ腫
節外性NK／T細胞リンパ腫、鼻型
皮膚のリンパ腫(菌状息肉症、セザリー症候群)など
慢性リンパ性白血病／小リンパ球性リンパ腫
リンパ形質細胞性リンパ腫
濾胞性リンパ腫
MALTリンパ腫
マントル細胞リンパ腫
びまん性大細胞型B細胞リンパ腫
バーキットリンパ腫など
B細胞リンパ芽球性白血病／リンパ腫
T細胞リンパ芽球性白血病／リンパ腫
結節性リンパ球優位型ホジキンリンパ腫
古典的ホジキンリンパ腫

非ホジキンリンパ腫とは

非ホジキンリンパ腫とは、リンパ節などの腫瘍組織を調べても、ホジキンリンパ腫に特徴的な「リード・シュテルンベルグ細胞」や「ホジキン細胞」などがない悪性リンパ腫です。

悪性リンパ腫は、非常に多くの病型に分類されますが、がん化したリンパ球の由来から大きく分けると、前駆リンパ系、成熟B細胞系、成熟TおよびNK細胞系の腫瘍に分けられます。

また、腫瘍組織の形によって、袋状の構造をしている「濾胞性《ろほうせい》リンパ腫」と濾胞を作らずに広がる「びまん性リンパ腫」に分けることができます。その他、染色体や遺伝子の異常の有無などにより細かく分類されていき、こうした分類によって、病気の進行のスピードや症状の激しさといった悪性度を知ることができます。

悪性リンパ腫の悪性度は、「高悪性度」「中悪性度」「低悪性度」の3つに分けることができます。「高悪性度」は、治療しなければ、日から週単位で急激に症状が進んでいき、すぐに治療が必要になります。「中悪性度」も、活動性が強く、週から月単位で症状が進んでいくため、診断された時点で治療が必要です。「低悪性度」は、年単位でゆっくり進行していき、症状も穏やかなため、がん細胞の量が少なければ、経過観察も可能です。

日本人の悪性リンパ腫で一番多いのは、「びまん性大細胞型B細胞リンパ腫」で、中悪性度の代表的な悪性リンパ腫です。高悪性度の代表的な悪性リンパ腫には「バーキットリンパ腫」があります。「びまん性大細胞型B細胞リンパ腫」と同じようにB細胞由来の悪性リンパ腫です。

低悪性度のものは、「濾胞性リンパ腫」「MALTリンパ腫」などがあります。進行はゆっくりですが、治癒が難しいケースも多く、注意が必要です。

非ホジキンリンパ腫の分類

悪性度による分類	非ホジキンリンパ腫の種類（病型）
低悪性度：インドレントリンパ腫（年単位で進行）	• 慢性リンパ性白血病/小リンパ球性リンパ腫 • リンパ形質細胞性リンパ腫 • 脾辺縁帯リンパ腫 • 粘膜関連リンパ組織型節外性辺縁帯リンパ腫（MALTリンパ腫） • 節性辺縁帯リンパ腫 • 濾胞性リンパ腫 • マントル細胞リンパ腫 • T細胞大型顆粒リンパ球性白血病 • 成人T細胞白血病/リンパ腫（くすぶり型） • 菌状息肉症/セザリー症候群 • 原発性皮膚未分化大細胞型リンパ腫
中悪性度：アグレッシブリンパ腫（週から月単位で進行）	• びまん性大細胞型B細胞リンパ腫 • 末梢性T細胞リンパ腫・非特定型 • 腸症関連T細胞リンパ腫 • 未分化大細胞リンパ腫 • 肝脾T細胞リンパ腫 • 成人T細胞白血病/リンパ腫 • 節外性NK/T細胞リンパ腫・鼻型 • 血管免疫芽球性T細胞リンパ腫
高悪性度：高度アグレッシブリンパ腫（日から週単位で進行）	• バーキットリンパ腫/白血病 • 急速進行性NK細胞白血病

ホジキンリンパ腫とは

ホジキンリンパ腫とは、リンパ節などの腫瘍組織に「リード・シュテルンベルグ細胞」や「ホジキン細胞」といった、特徴的な細胞が増える悪性リンパ腫です。

ホジキンリンパ腫は、病理検査で腫瘍組織を調べることによって、数種類に分類されますが、大きく分けると「古典的ホジキンリンパ腫」と「結節性リンパ球優位型ホジキンリンパ腫」の2つに分けられます。

古典的ホジキンリンパ腫は、腫瘍組織にホジキン細胞、リード・シュテルンベルグ細胞がみられるもので、さらに「結節硬化型」「混合細胞型」「リンパ球豊富型」「リンパ球減少型」の4つに分類することができます。中でも結節硬化型が最も発症頻度が高く、ホジキンリンパ腫の約半数を占め、その次に発生頻度が高いのが混合細胞型となっています。

結節性リンパ球優位型ホジキンリンパ腫は、腫瘍組織に「ポップコーン細胞（L&H細胞）」と呼ばれる細胞がみられるのが特徴です。

ホジキンリンパ腫の代表的な症状は、リンパ節の腫れやしこりです。特に、首や腋の下のリンパ節に、痛みのない腫れやしこりが現れることがよくあります。

また、原因不明の発熱や体重の減少、寝汗、体のだるさといった症状が現れることもあります。その他、臓器が圧迫される影響で症状が出ることもあります。肺と肺の間にある縦隔*という部分に腫瘍ができて大きくなると、咳が出てくることなどもあります。

ホジキンリンパ腫が発症する原因は、はっきりとはわかっていません。日本人の場合、ホジキンリンパ腫を発症することは、あまり多くなく、悪性リンパ腫全体の5～10％程度です。

用語解説 縦隔　胸の中央の左右の肺と胸椎、胸骨に囲まれた部分。ここに心臓、胸腺、大動脈や肺動脈などの大血管、気管、食道、脊椎、脊髄などが収まっている。

ホジキンリンパ腫

ホジキンリンパ腫では、リンパ節などの腫瘍組織に特徴的な細胞を持つ

ホジキンリンパ腫

古典的ホジキンリンパ腫

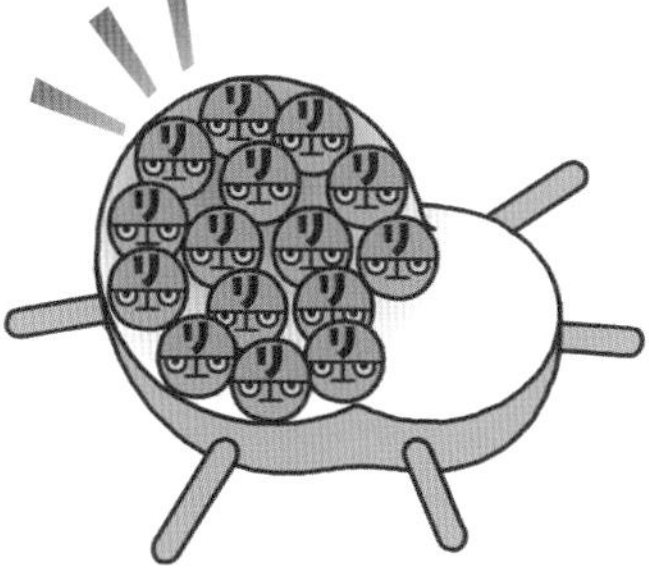

リード・シュテルンベルグ細胞、ホジキン細胞がある

結節性リンパ球優位型ホジキンリンパ腫

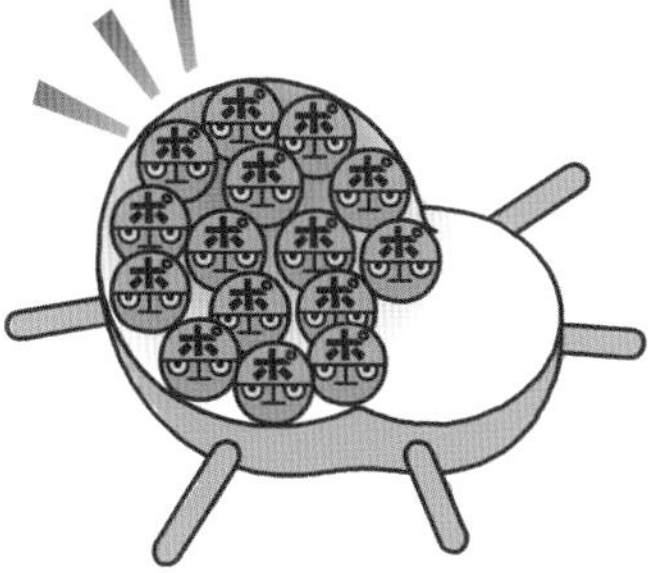

ポップコーン細胞がある

●腫れが多く現れる部位●

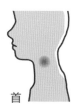

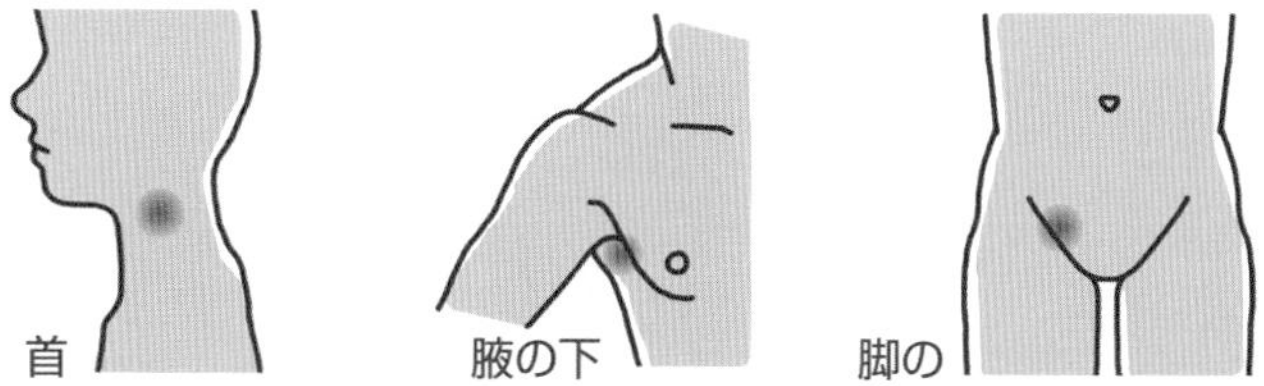

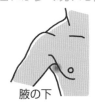

首

腋の下

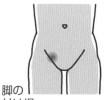

脚の付け根

痛みはなく、数週間から数カ月かけて少しずつ大きくなる。日本人には少ない

主な症状

発熱や体重の減少、寝汗、体のだるさなど。進行すると、臓器が圧迫される影響で症状が出ることもある

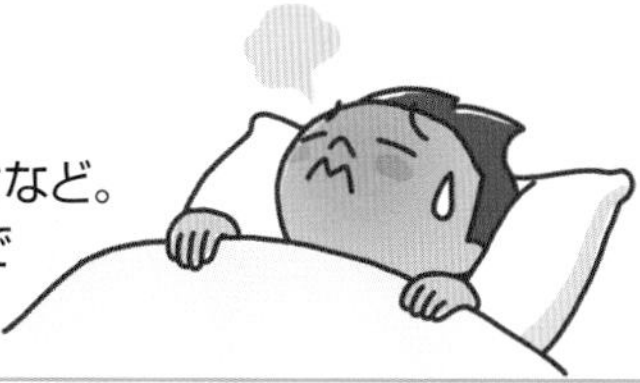

成人T細胞白血病・リンパ腫とは

成人T細胞白血病・リンパ腫は、白血球の中のT細胞ががん化する病気で、HTLV-1というウイルスへの感染が原因で起こります。

HTLV-1ウイルス*は、リンパ球のT細胞に感染します。感染しても、すぐに成人T細胞白血病・リンパ腫を発症するわけではなく、多くの人は生涯発症することはありません。

しかし、一部の人は長い潜伏期間を経たのち、成人T細胞白血病・リンパ腫を発症し、がん化した細胞（ATL細胞）が無制限に増殖していきます。その率は5%程度と言われています。

HTLV-1ウイルスへの感染は、世界の中でも日本の九州・沖縄地方に多いという特徴があります。その主な感染経路は、母乳による母子感染で、その他、輸血や性交渉などがあげられます。

ただ、輸血については、1986年以降は、献血の際に抗HTLV-1抗体検査を行っているため、現在では新たに感染する危険は、ほとんどありません。

成人T細胞白血病・リンパ腫の症状は多彩ですが、主なものとしては、リンパ節の腫れ、肝臓や皮膚の腫れ、皮膚の発疹などがあげられます。病気が進行し、肺や肝臓、神経などに広がっていくと、咳、痰、頭痛、黄疸、吐き気、意識障害などがみられるほか、食欲不振、だるさなどが現れることもあります。また、免疫力が低下することから、感染症にかかりやすくなります。

成人T細胞白血病・リンパ腫は、症状や進行のはやさなどから、「急性型」「リンパ腫型」「慢性型」「くすぶり型」の4つに分けられます。急激に進行するものもあれば、ゆっくり進行するものもあります。この分類は、治療方針などを決めるのに役立てられています。

用語解説　HTLV-1ウイルス　ヒトT細胞白血病ウイルス1型。白血球の1種であるT細胞に感染し、成人T細胞白血病・リンパ腫の原因となる。

成人T細胞白血病・リンパ腫はウイルス感染から

成人T細胞白血病・リンパ腫は、白血球の中のT細胞がHTLV-1ウイルスに感染し、がん化した細胞が無制限に増殖する

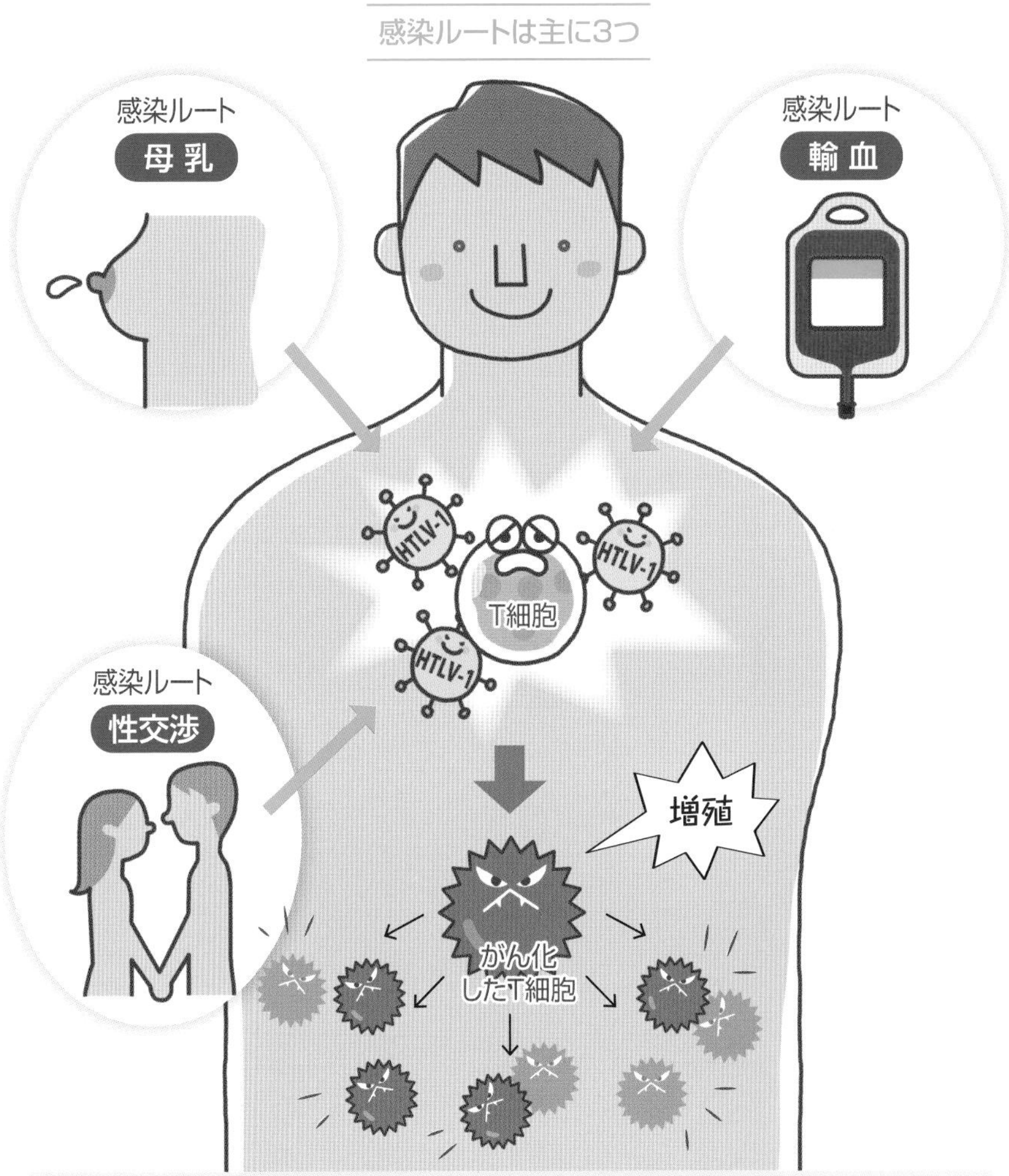

成人T細胞白血病・リンパ腫は、症状や進行のはやさなどから、「急性型」「リンパ腫型」「慢性型」「くすぶり型」の4つに分けられる

多発性骨髄腫とはどんな病気？

体を守る抗体を作る細胞ががん化する

多発性骨髄腫は、血液細胞のひとつである「形質細胞」が、がん化する病気です。

細菌やウイルスなどの異物が体の中に入ってくると、免疫が働き、排除しようとしますが、免疫を担当する重要なタンパクとして「免疫グロブリン」とも呼ばれる「抗体」があります。この抗体を作る働きをするのが形質細胞で、白血球の一種であるB細胞から分かれてできる細胞です。

しかし、この形質細胞ががん化して骨髄腫細胞になると、異物を攻撃する能力がなく、役に立たない「Mタンパク」という抗体を作り続けるようになります。この骨髄腫細胞が、体のいろいろな部位の骨髄で増殖することから、多発性骨髄腫と呼ばれます。

多発性骨髄腫になると、骨髄の中で骨髄腫細胞ばかり作られることによって、正常な血液細胞が減少するために、貧血による息切れやだるさ、白血球減少に伴う感染症、血小板減少による出血傾向などがみられるようになります。また、正常な抗体が減少することで、免疫機能が低下し、肺炎や尿路感染症といった感染症が起こりやすくなるほか、骨髄腫細胞が無制限にMタンパクを作ることで、腎障害や血液循環の障害が起こります。さらに、骨髄腫細胞が骨を溶かす働きをする「破骨《はこつ》細胞」を刺激することで、全身の骨の組織が破壊され、骨折や脊髄圧迫による麻痺が起こったり、骨が溶ける影響で高カルシウム血症になったりすることもあります。

多発性骨髄腫の原因は、はっきりしていませんが、40歳未満で起こることは少なく、高齢者に多い病気として知られています。

多発性骨髄腫は形質細胞ががん化する

多発性骨髄腫は形質細胞の一種ががん化することで発症する

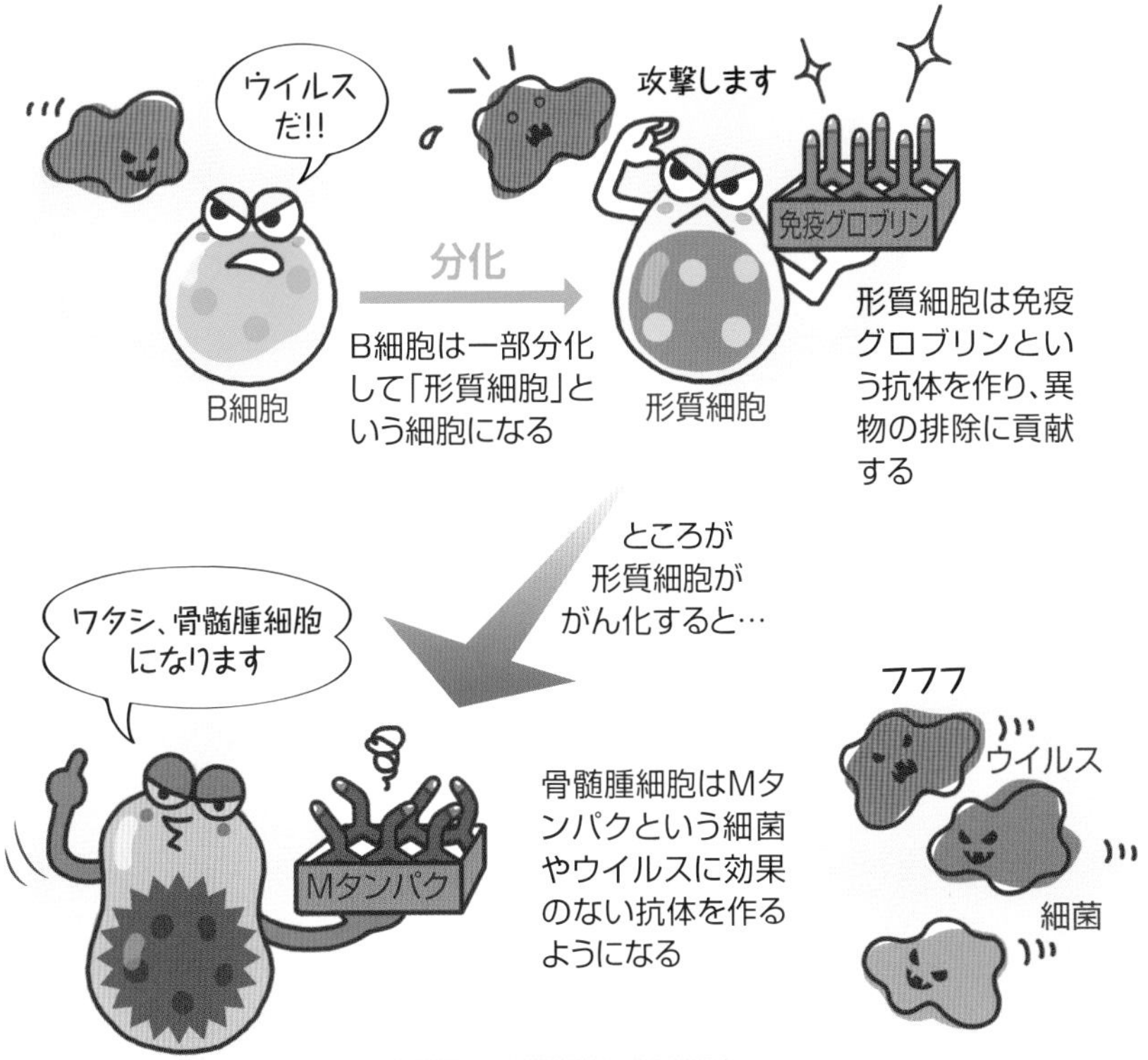
ウイルスだ!!
B細胞
分化
B細胞は一部分化して「形質細胞」という細胞になる
攻撃します
免疫グロブリン
形質細胞
形質細胞は免疫グロブリンという抗体を作り、異物の排除に貢献する
ところが形質細胞ががん化すると…
ワタシ、骨髄腫細胞になります
Mタンパク
骨髄腫細胞はMタンパクという細菌やウイルスに効果のない抗体を作るようになる
フフフ
ウイルス
細菌

すると体には
様々な影響が…

免疫力低下	肺炎や尿路感染症など
腎障害や血液循環の障害、臓器の障害	肺炎や尿路感染症など、むくみや頭痛、神経障害など
骨髄腫細胞が増える	赤血球や白血球などの正常な血液細胞が十分に作られない、貧血や動悸、息切れ、発熱、出血しやすいなど
破骨細胞を刺激	骨組織の破壊、骨がもろくなる、高カルシウム血症など

形質細胞性腫瘍の代表が多発性骨髄腫

多発性骨髄腫は、骨髄の中にある形質細胞ががん化（形質細胞性腫瘍）して起こる病気です。がん細胞が無制限に増殖することで、様々な症状が現れる病気ですが、形質細胞性腫瘍には、多発性骨髄腫も含めて様々な病型があります。

病型の分類には、国際骨髄腫作業部会（IMWG：International Myeloma Working Group）の診断基準が広く用いられており、主なタイプは5つあります。

「意義不明の単クローン性ガンマグロブリン血症」は、骨髄腫細胞やMタンパクが少ないタイプです。臓器障害がなく、治療の必要はありません。しかし、多発性骨髄腫に移行することがあるので、定期的な検査で様子をみます。

「くすぶり型多発性骨髄腫（無症候性骨髄腫）」は、骨髄腫細胞やMタンパクがある程度増えているものの、臓器障害がなく、症状もほとんどない状態のものです。積極的な治療はしないで、定期的な検査を行い、様子をみます。

「孤立性形質細胞腫」は、一部分の骨に限定して腫瘍ができた状態で、長期間観察していると一部で多発性骨髄腫へ移行することが知られています。なお、骨以外の軟部組織に腫瘍ができる場合は、髄外性形質細胞腫と言います。

「形質細胞白血病」は、血液中で骨髄腫細胞が増殖している状態です。骨髄や他の臓器に障害があることも多く、多発性骨髄腫と同様の治療が必要になります。

「多発性骨髄腫（症候性骨髄腫）」は、形質細胞性腫瘍の代表的な病気であり、骨髄腫細胞やMタンパクが増加して、臓器障害がある状態です。Mタンパクの種類によってG、A、M、D、ベンスジョーンズタイプなどの病型に分類されます。

形質細胞性腫瘍のタイプ

形質細胞性腫瘍には、いくつかの病気のタイプあり、
治療が必要ないものもある

タイプ	状態	治療
意義不明の単クローン性ガンマグロブリン血症	Mタンパクや骨髄内の骨髄腫細胞が少ない 臓器障害はない	治療の必要なし
くすぶり型多発性骨髄腫（無症候性骨髄腫）	Mタンパクや骨髄腫細胞がある程度増えているが、臓器障害がない	積極的な治療はしない
孤立性形質細胞腫	骨や他の組織に骨髄腫細胞の腫瘍がある 臓器障害はない	定期的な検査か、腫瘍に放射線照射
形質細胞白血病	血液中で骨髄腫細胞が増殖している 骨髄や他の臓器などに障害があることも多い	治療が必要
多発性骨髄腫（症候性骨髄腫）	Mタンパクと骨髄腫細胞が増加 臓器障害がある	治療が必要

column

進行すれば白血病になる「骨髄異形成症候群」

骨髄異形成症候群は、造血幹細胞の異常によって起こる病気で、しばしば急性骨髄性白血病に移行することが知られています。

骨髄異形成症候群では、骨髄で血液細胞は作られているものの、造血幹細胞が成熟した血球へと順調に成長することができずに壊れてしまう「無効造血」という状態になっています。そのため、血液中の赤血球、白血球、血小板が減少し、貧血や体のだるさ、動悸、息切れなどを覚えたり、発熱や感染が起こりやすくなったり、出血しやすくなったりします。

また、骨髄異形成症候群が進行し、未熟な細胞である芽球の割合が一定以上に増えると、急性骨髄性白血病に進展したものと考えられます。このように骨髄異形成症候群は、白血病の前段階と考えることもでき、白血病と密接な関係のある病気です。

骨髄異形成症候群が起こる原因は、はっきりとはわかっていませんが、患者の約半数に骨髄細胞の染色体の異常が見つかるため、何らかの原因による遺伝子の傷が関わっていると考えられています。

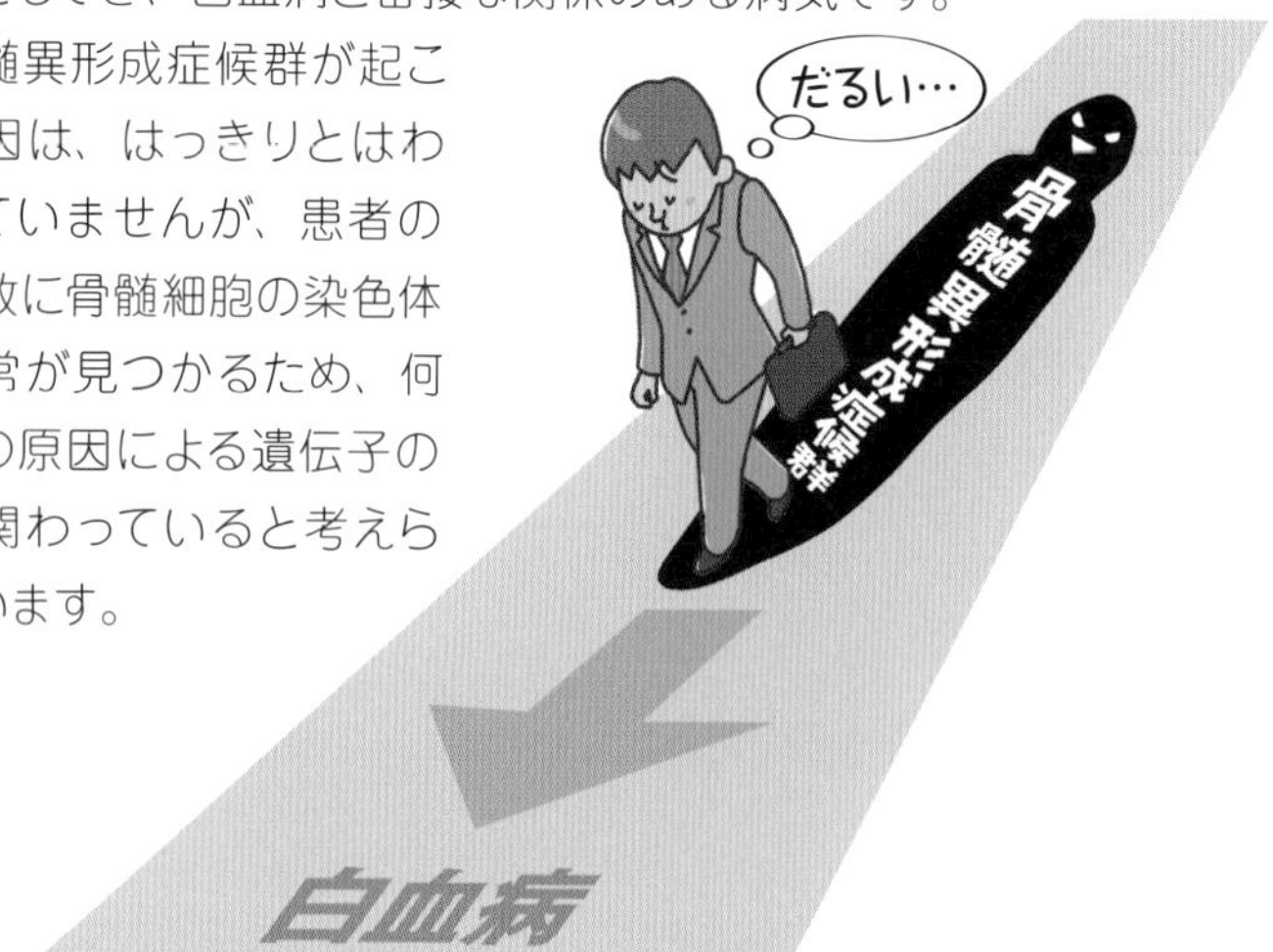

第2章

血液のがんの症状と診断

血液のがんは種類が多く、症状も多様です。特徴に合わせ、適切な時期に適切な治療を受けることが大切です。症状や診断についていて見ていきましょう。

体の異変を感じたら、一度受診してみる

血液のがんでは様々な症状が現れる

血液のがんでは、「この症状が出たら血液のがん」というような、典型的な症状はあげられません。人によって、様々な症状が現れます。これまで紹介してきたように、がん化する血液細胞の種類や成熟度により、発症する部位や性質が異なるからです。

自覚症状も初期から現れるものもあれば、ほとんど症状がないまま病気が進行するものもあります。また、病名やタイプ（病型）が一緒でも、人によって症状や進行が違うこともあります。

そのため、気をつけた方がいい症状を一概に言うことはできませんが、病気の発見につながりやすい症状としては、原因不明の体調不良があげられます。血液のがんでは、免疫力が低下して感染症にかかりやすくなり、回復できないことが多いため、長引く発熱で受診して、病気が発見されることがあります。

この他、体がだるい、疲れがなかなか取れない、息切れ、めまい、頭痛、鼻血、あざ、歯茎からの出血、関節や骨の痛みなどがよく見られます。こうしたひとつひとつの症状は珍しいものではありませんが、血液のがんが原因の場合は、しつこく続いたり、繰り返し現れたりします。また、かぜなどが原因の場合は一定期間で改善するのに対して、血液のがんが原因の場合は不調が継続するのが特徴です。これらの症状が続いたからといって、必ずしも血液のがんとは限りませんが、原因のわからない体調不良が続く場合は、一度病院に受診しましょう。

また、初期症状がない血液のがんは、健康診断の血液検査などで発見されることもあります。検査結果に異常がある場合は、体調が悪くなくても、必ず病院で精密検査を受けるようにしましょう。

見逃したくない症状とは？

体調不良が続く

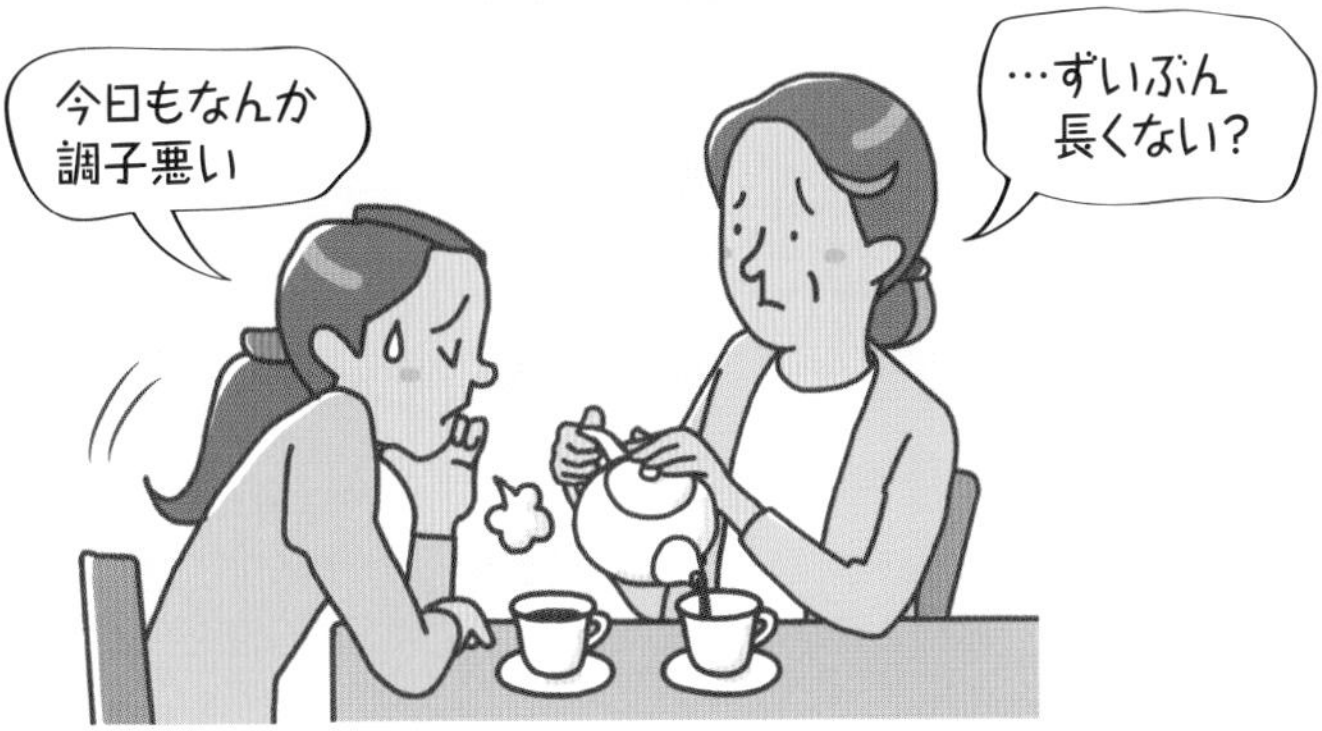
今日もなんか
調子悪い
…ずいぶん
長くない？

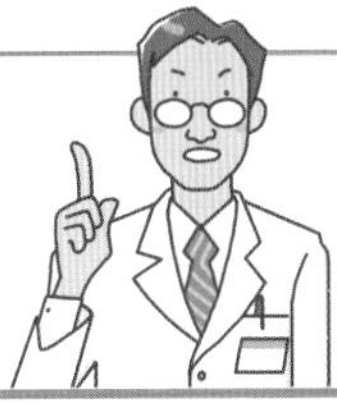

体がだるい、疲れがなかなか取れない、息切れ、めまい、頭痛、鼻血、しょっちゅうあざになる、歯茎からの出血、関節が痛い、骨が痛いなど、こういう症状がしつこく続いたり、繰り返し現れたりしたら……

まずは受診を!!

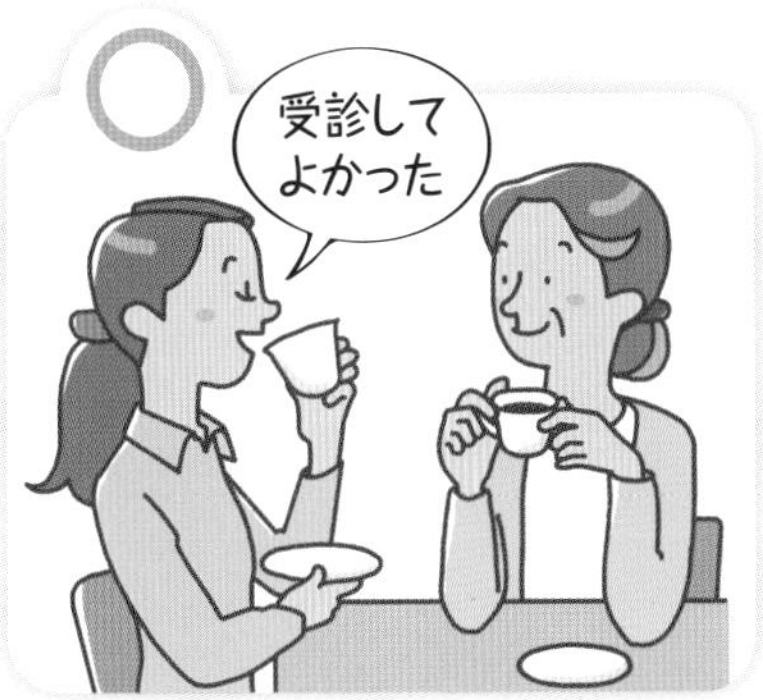
○
受診して
よかった

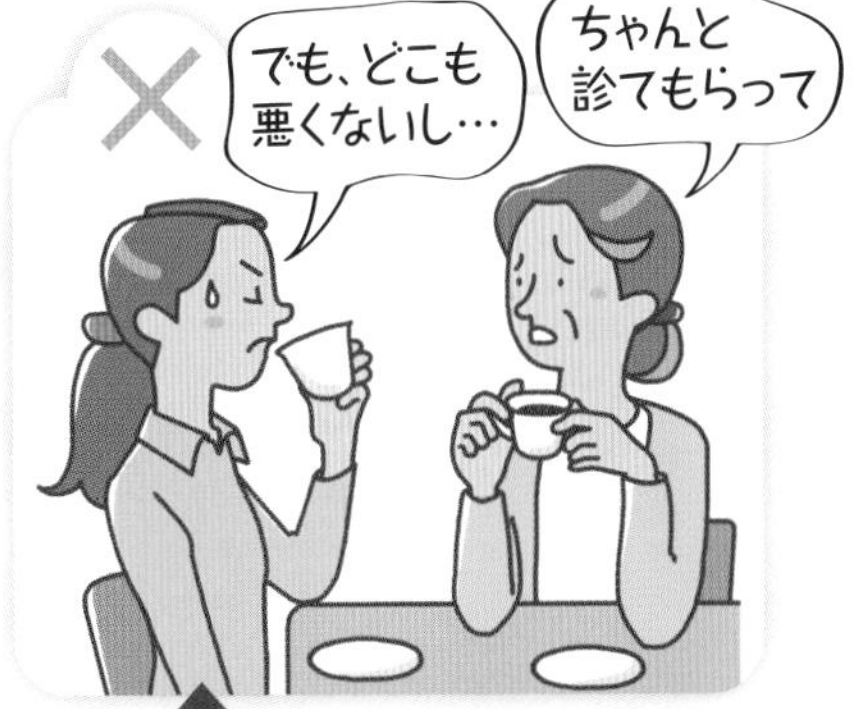
×
ちゃんと
診てもらって
でも、どこも
悪くないし…

自己判断は禁物!!

白血病の症状は

症状が急激に進行する急性白血病

急性白血病は、自覚症状により気づくことが多い血液のがんです。発熱や体がだるくなるといった、かぜに似た症状があり、なかなか治らないために受診して発見されるというケースが多く見られます。

これは白血病細胞が増え、白血球が不足することで免疫力が下がり、細菌などに感染しやすくなる影響で起こるものと考えられますが、一般的なかぜは一定期間で症状が消えるのに対し、急性白血病は症状がいつまでも続くという特徴があります。

また、かぜに似た症状のほかにも、免疫力が低下することで、肺炎や敗血症、尿路感染症、肛門周囲膿瘍《のうよう》などを起こすこともあります。

この他にも急性白血病では、赤血球や血小板が正常に作られなくなる「造血障害」が起こることで、様々な症状が現れます。赤血球が不足すると、動悸や息切れ、体のだるさといった貧血症状が現れるようになります。また、血小板が少なくなると、血が止まりにくくなるため、鼻血や歯茎からの出血のほか、あざ（皮下出血）や赤い点のような出血斑が多くなることがあります。

さらに急性白血病が進行すると、がんが臓器を侵す「浸潤《しんじゅん》」による症状も現れるようになります。浸潤された場所により、現れる症状は異なりますが、中枢神経（脳や脊髄）が侵された場合は、頭痛やめまい、吐き気、嘔吐などが現れます。また、肝臓や脾臓が浸潤されて腫れてくると、お腹の張りや、しこりや痛みなどが現れます。その他、歯茎の腫れや、骨が侵されることによる関節の痛みなどが現れることもあります。急性白血病は、急速に進行するので、はやく医師の診断を受けることが大切です。

急性白血病の症状

急性白血病は、白血球や赤血球や血小板など、血の成分である血液細胞が作られなくなり（造血障害）、様々な症状を引き起こす

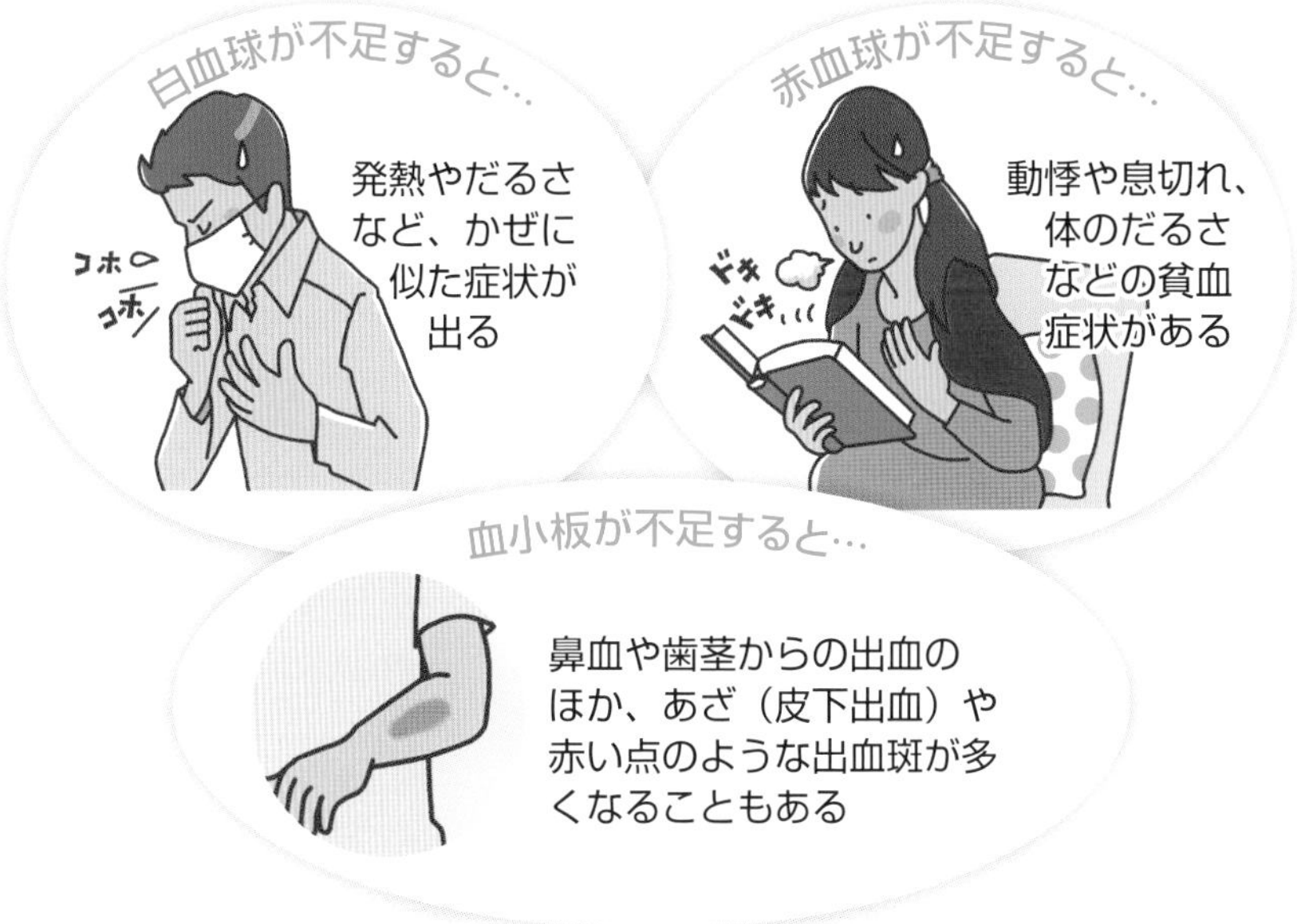
白血球が不足すると…
発熱やだるさなど、かぜに似た症状が出る
赤血球が不足すると…
動悸や息切れ、体のだるさなどの貧血症状がある
ドキ ドキ
血小板が不足すると…
鼻血や歯茎からの出血のほか、あざ（皮下出血）や赤い点のような出血斑が多くなることもある

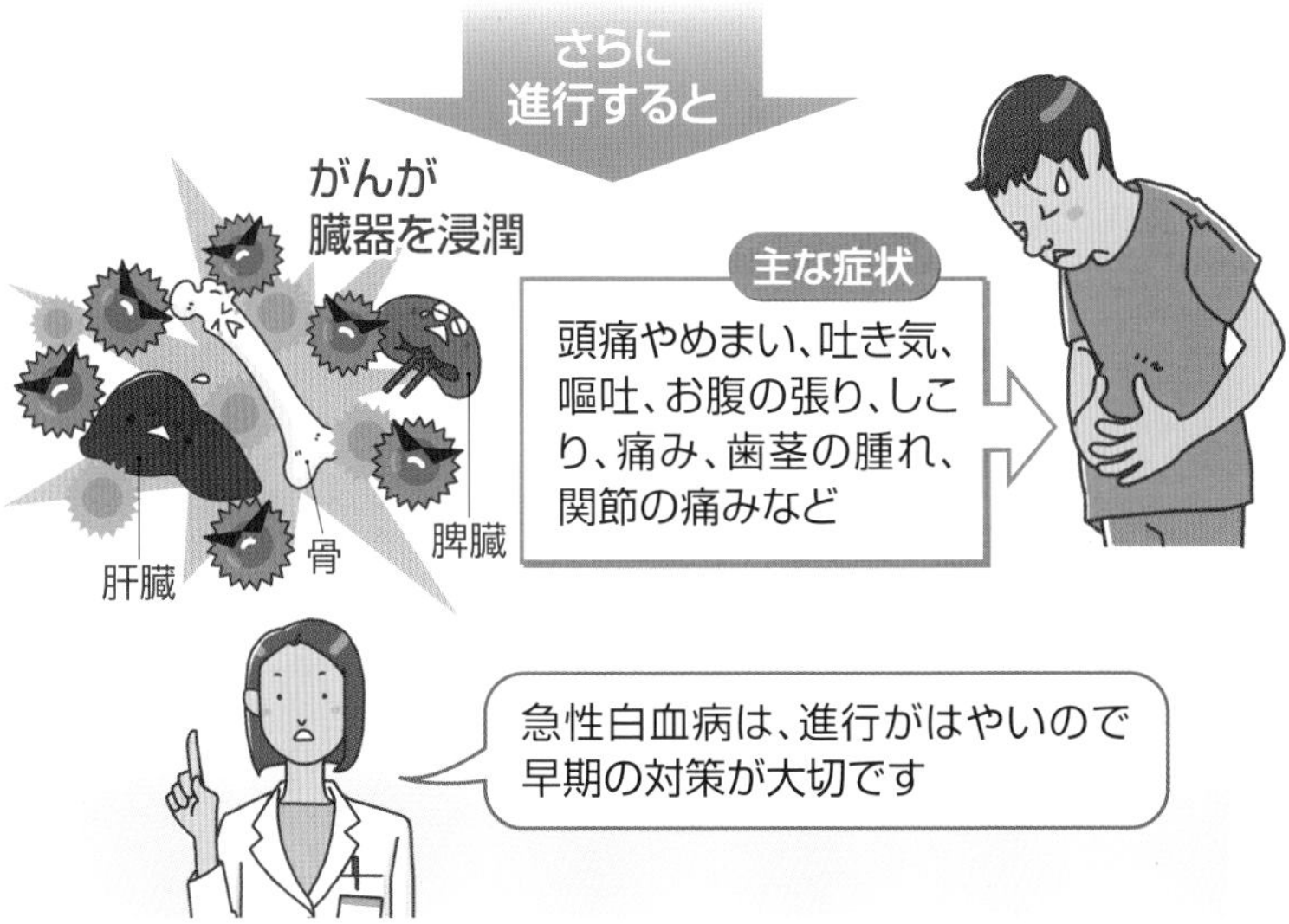
さらに進行すると
がんが臓器を浸潤
肝臓
骨
脾臓
主な症状
頭痛やめまい、吐き気、嘔吐、お腹の張り、しこり、痛み、歯茎の腫れ、関節の痛みなど
急性白血病は、進行がはやいので早期の対策が大切です

症状が徐々に進行する慢性白血病

　慢性白血病は、徐々に進行する病気で、初期は自覚症状がほとんどなく、発症していても気づかないことが多い血液のがんです。

　病気の始まりである「慢性期」に現れる症状としては、全身のだるさ、肝臓や脾臓が腫れることによるお腹の張りなどがあげられます。

　もっとも、慢性骨髄性白血病の初期は、骨髄の中で白血病細胞が増えていても、白血球とほぼ同じ働きをするため、だるさ、微熱などの症状が出ることはありますが、通常はごく緩やかで、多くの場合、自覚されない程度のものです。

　そのため、この段階で発見されるのは、健康診断や何か別の病気で受診したときのことが多く、血液検査の結果から、たまたま白血球数の異常が見つかるケースが多く見られます。

　しかし、病気が進むにつれ、全身のだるさや食欲不振、微熱、寝汗、体重減少、脾臓や肝臓の腫大などによるお腹の張り、骨の痛みなどがはっきりと現れるようになります。薬が効きにくいなど治療が難しくなるほか、症状が強く出る「急性転化期」に進むことがあります。

　慢性骨髄性白血病の急性転化期には、動悸や息切れ、倦怠感などの貧血症状のほか、歯茎からの出血や皮下出血、発熱などが現れます。これは、造血機能の低下によって起こるもので、急性白血病と似た症状が現れるようになります。肺炎などの感染症、関節痛や骨の痛みなどが現れることもあります。

　一方、慢性リンパ性白血病では、自分の赤血球を免疫システムが攻撃してしまう「自己免疫性溶血性貧血」になることもあり、重い貧血症状が現れることもあります。

　慢性骨髄性白血病は、急性転化期に進んでしまうと治療が難しくなるので、急性転化を防ぐことがポイントとなります。

症状が病期により変わる

慢性期

症状がほとんどない

だるさ、お腹の張りなどがあるが症状の出方が緩やか

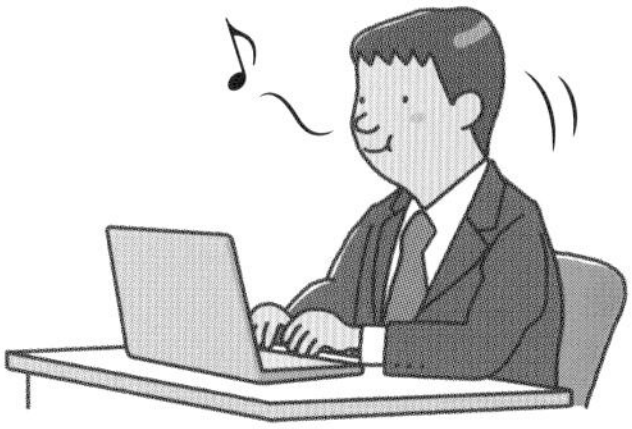

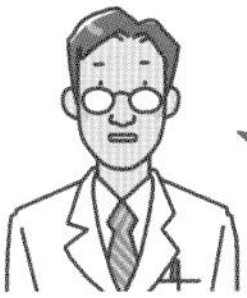

多くの患者さんが「自覚しない程度」の症状が出る時期

自覚症状が現れることもある

だるさ、微熱、体重減少、食欲不振、寝汗など

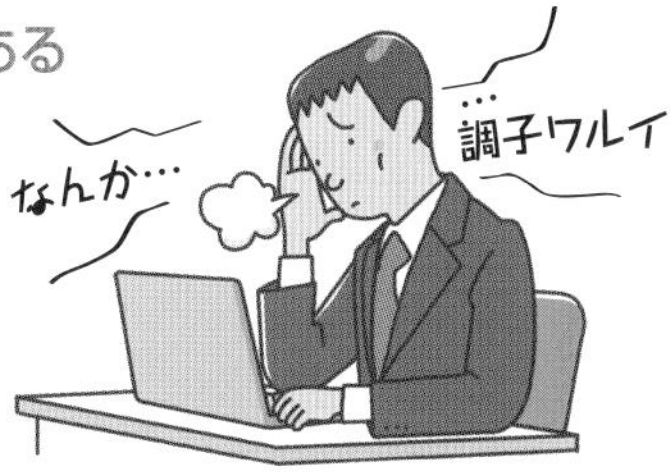

急性転化期

急性白血病に似た状態に

動悸や息切れ、倦怠感などの貧血症状、歯茎からの出血、皮下出血、発熱、肺炎、関節痛、骨の痛みなど

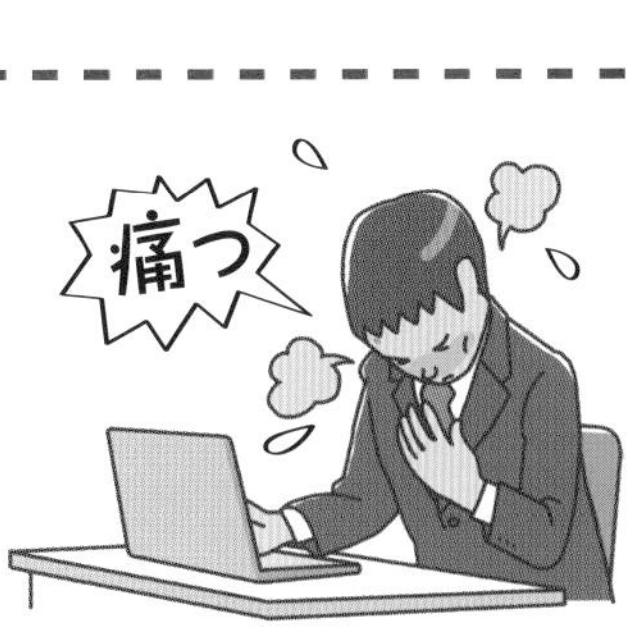

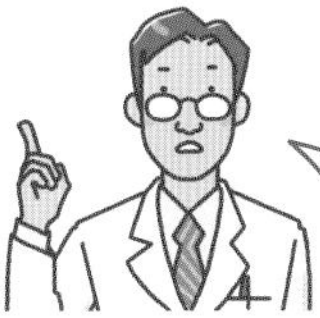

慢性白血病は、突然急性転化期に進むことがあります

小児の白血病の症状

小児の白血病も、成人の白血病と同じ種類がありますが、急性リンパ性白血病が約70%で、次に多いのが急性骨髄性白血病で約25%となっており、小児の白血病は、急性白血病が圧倒的に多いという特徴があります。

急性白血病は、進行がはやいため、発症からなるべくはやいうちに適切な診断・治療を受けることが望まれますが、初期の症状は、発熱や体のだるさなど、子どもによくみられる不調と似ています。機嫌が悪い、貧血症状により顔色が悪い、息切れしやすくなるといった症状が現れることもありますが、一般的にはかぜと区別できないことも多いため、専門の医師でも診断が難しいものです。

また、患者が幼いことも、初期の段階で発見することを難しくしており、たとえば、小児の急性リンパ性白血病であれば、2~5歳に発症することが多いため、子どもが自ら不調を訴えるというよりも、両親など周りの大人が異変に気づくケースが多く見られます。

病気が進んでくると、成人の場合と同じように、白血病細胞が異常に増えることから引き起こされる造血障害と、白血病細胞に臓器が侵されることの影響などが症状として現れるようになります。具体的には、発熱を繰り返す、あざができやすい、手足や関節に痛みが出るといったことがあげられます。

さらに進むと、がん細胞に侵されたリンパ節や肝臓、脾臓などが腫れ、外から触れてもわかるようになります。脳や脊髄が侵されると頭痛や吐き気、視力障害、顔面神経麻痺などが出ることもあります。

なお、一般的に治療は早い時期に開始すれば、それだけ治りやすいものですが、白血病の場合には、必ずしもあてはまりません。小児の急性リンパ性白血病であれば、現在、約9割は治癒が可能となっています。

小児の白血病の進行と症状

初期の症状

機嫌が悪かったり、
顔色が悪い、
息切れしやすい
など

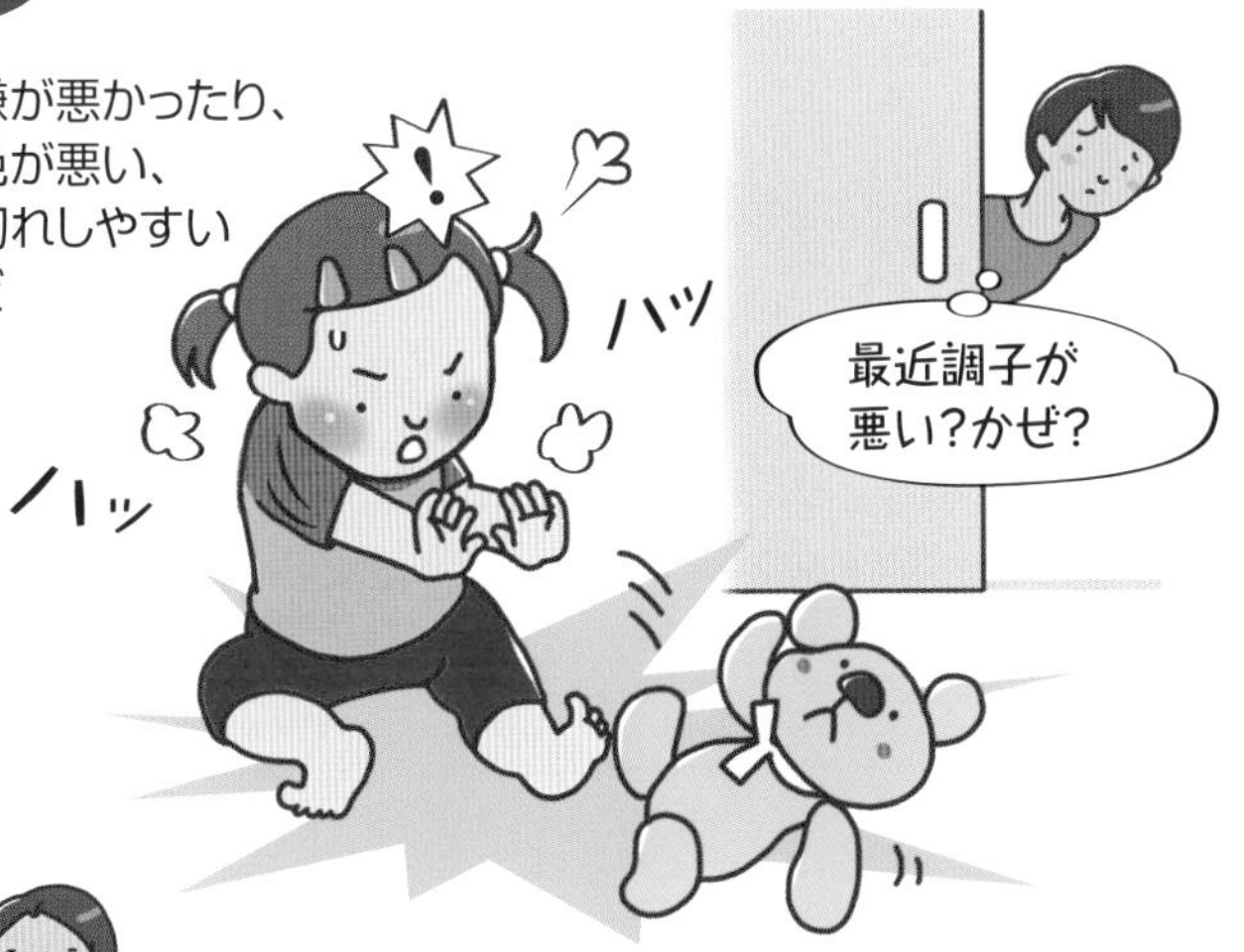

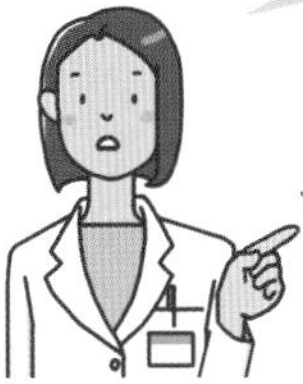

注意
初期はかぜと区別がつかないことも多い

進行すると…

発熱を繰り返す、あざができ
やすい、手足や関節に痛みが出る、
がん細胞に侵されたリンパ節や
肝臓・脾臓などの腫れ、頭痛や
吐き気、視力障害、
顔面神経麻痺など

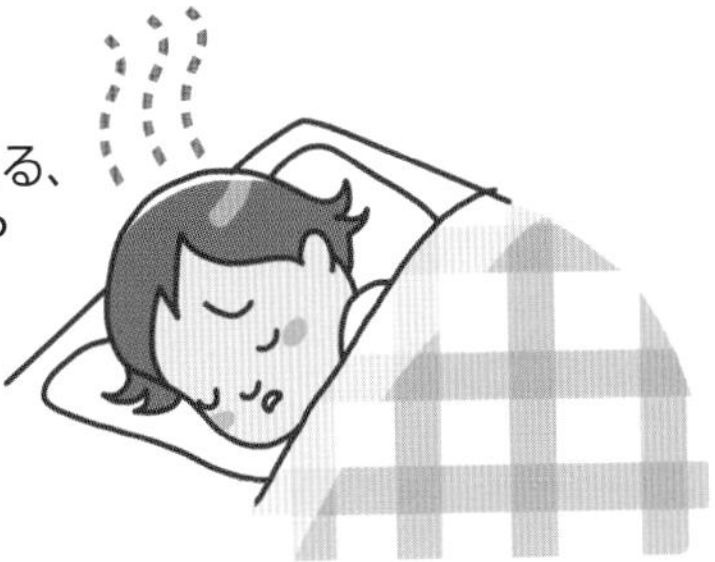

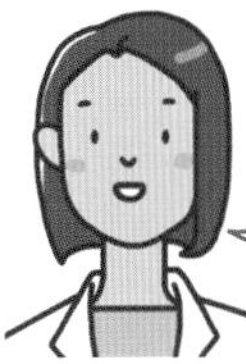

ただし…

かぜと勘違いしても遅すぎるということではあり
ません。現在は、小児の急性リンパ性白血病でも
約9割が治癒可能となっています

白血病の検査と診断

急性白血病の検査と診断

急性白血病に特有の症状はありませんが、たとえば、疲れやすい、発熱が長引く、リンパ節が腫れる、出血症状が認められるなど、何らかの異変があれば、まずは血液検査が行われます。

血液検査によって、白血球や赤血球、血小板の数、白血球のうち好中球やリンパ球、単球などの割合などがわかります。急性白血病では白血球のうちの好中球の減少、赤血球と血小板の減少といった変化が見られます。また、顕微鏡で血球の形なども観察します。急性白血病では、白血球の若い状態である「芽球《がきゅう》」が異常に多くなり、骨髄の中の細胞の20%程度を越えると急性白血病と診断します。

血液検査の結果、白血病が疑われると、確定診断のために、骨髄液を採取する「骨髄検査」が行われ、詳しく検査されます。

骨髄検査では、腰の骨に針を刺して注射器で吸引する「骨髄穿刺《こつずいせんし》」により、骨髄液を採取して調べますが、太めの針を刺して骨髄組織を採取する「骨髄生検」を行うこともあります。骨髄液からは、血液検査と同様に血液細胞の数や形、芽球のほか、染色体や遺伝子の異常などを調べます。急性白血病の場合、様々な染色体の異常が見つかりますが、これは病気のタイプの判定にも使われる重要なものです。

また、「表面抗原」の種類も調べられます。表面抗原とは、白血球の細胞表面にあるタンパク質の一種で、免疫システムのなかで働くものです。この種類で、白血病が骨髄性かリンパ性かがわかります。

この他、リンパ節や肝臓、脾臓などの腫れを調べるためのCT検査や、感染症検査や脳脊髄液検査、その他、精密検査などが必要に応じて行われます。

急性白血病の主な検査の流れ

血液検査

主な検査項目	急性白血病	基準値（男性）	基準値（女性）
白血球／μL	増えるか、減る	3900～9800	3500～9100
芽球	あり あるいは、なし	（－）	
赤血球／μL	減ることが多い	427万～570万	376万～500万
血小板／μL	減ることが多い	13.0万～36.9万	
乳酸脱水素酵素（LDH）mU／mL	正常か、増える	109～216	
尿酸 mg／dL	正常か、増える	3.8～6.6	2.3～5.9

※基準値は病院により異なることがある

↓

白血病の疑いが強ければ

↓

骨髄検査

骨髄穿刺で骨髄液を採取する（骨髄生検を行うこともある）。血液細胞の数や形、芽球のほか、染色体や遺伝子の異常、血液細胞の表面にある抗原などを調べる

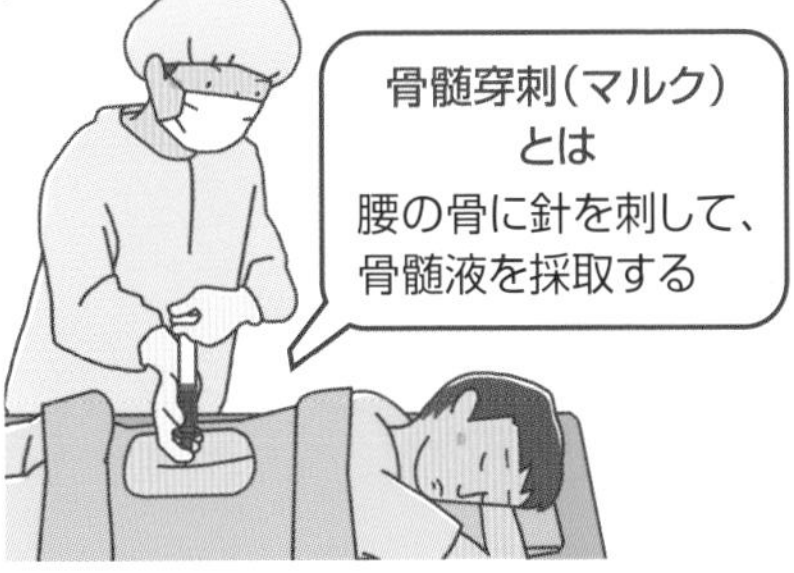
骨髄穿刺（マルク）
とは
腰の骨に針を刺して、
骨髄液を採取する

その他

必要に応じてCT検査、超音波検査などで、臓器の異常や合併症など調べる

慢性白血病の検査と診断

慢性白血病は、前述したように初期ではなかなか自覚症状の現れない病気です。そのため、健康診断や他の病気で病院を受診し、血液検査で白血球の数が多いといった異常を指摘され、発見につながるケースが多く見られます。

もっとも、そうした場合でも、白血球が増加する理由には、感染症や甲状腺の異常など、他の理由も考えられます。そのため、原因を探るために、改めて血液検査が行われ、白血球や赤血球、血小板の数、白血球のうち好中球やリンパ球、単球などの割合といったことが調べられます。

慢性骨髄性白血病の場合は、白血球と血小板の数が増加します。また、乳酸脱水素酵素*（ＬＤＨ）や尿酸が増えるほか、通常は血液中にないはずの未成熟の白血球や顆粒球が見つかるのも特徴です。慢性リンパ性白血病の場合は、リンパ球が増加します。

血液検査の結果、白血病が疑われる場合は、次に骨髄検査（54頁参照）が行われます。

慢性骨髄性白血病の場合、骨髄液を採取したら、欠かせないのが染色体検査と遺伝子検査です。慢性骨髄性白血病では、約95％に「フィラデルフィア染色体」と呼ばれる異常な染色体が発見されます。これは、第9番染色体と第22番染色体が切断され、それぞれが結合してしまうものです。慢性骨髄性白血病では、この染色体をもとに異常なタンパク質が作られ、これが白血病細胞の発生原因になると考えられています。また、遺伝子検査では、ＢＣＲ-ＡＢＬ遺伝子という融合遺伝子の存在を確認します。

慢性リンパ性白血病の場合は、表面抗原（54頁参照）と呼ばれる細胞表面のタンパク質の種類に特徴があり、診断の重要な根拠となります。

この他、必要に応じて超音波検査やＣＴ検査が行われ、肝臓や脾臓、リンパ節などの臓器の異常や合併症について調べられます。

用語解説 乳酸脱水素酵素　細胞でブドウ糖からエネルギーを作りだすときに働く酵素。体内の細胞に広く存在し、臓器などが損傷されると血液中に流れ出す。

慢性白血病の検査の流れ

血液検査

主な検査項目	慢性白血病	基準値(男性)	基準値(女性)
白血球／μL	増える	3900～9800	3500～9100
芽球	なし、ときに、あり	(－)	
赤血球／μL	正常か、減る	427万～570万	376万～500万
血小板／μL	正常か、増える	13.0万～36.9万	
乳酸脱水素酵素(LDH) mU／mL	正常か、増える	109～216	
尿酸 mg／dL	正常か、増える	3.8～6.6	2.3～5.9

※基準値は病院により異なることがある

↓

骨髄検査

↓

フィラデルフィア染色体の検査

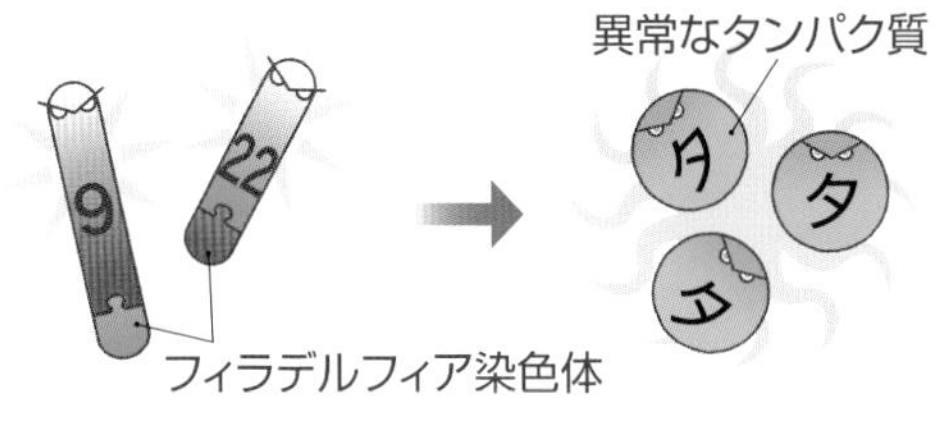

異常な染色体(9番、22番染色体)のフィラデルフィア染色体出現と、それをもとに異常なタンパク質が作られているかを調べる

その他

必要に応じてCT検査、超音波検査などで、臓器の異常や合併症など調べる

悪性リンパ腫の症状は

リンパ節に出る症状

悪性リンパ腫は、白血球のうちリンパ球ががん化して、リンパ節で塊となり、腫れやしこりなどができる血液のがんです。その症状は発生した場所やタイプによって様々ですが、最も特徴的な症状としては、リンパ節の腫れがあげられます。

リンパ節は全身に分布していますが、特に首や腋の下、脚の付け根などに発症した場合は、腫れている部分に直接触れて確認することができます。

悪性リンパ腫によるリンパ節の腫れは、急速に腫れが大きくなっているときなどは、痛みを伴うこともありますが、一般的には押しても痛みを伴いません。また、胸やお腹の中にあるリンパ節が腫れた場合には、リンパ節に触れることができないため、外から触わってもわからないことが多いです。

リンパ節が腫れることにより、他の臓器が圧迫されると、悪影響が出るようになります。

胸部の場合、左右の肺の間に位置する縦隔にしこりを作れば、心臓や動脈、静脈を圧迫することになります。肺にしこりを作れば、胸水や咳などにつながります。腹部の場合、お腹の中のリンパ節が大きく腫れれば、お腹の張りや腹痛を覚えることがあります。胃、小腸や大腸にしこりを作れば、腹痛や吐き気、血便といった症状が現れたり、消化管が詰まってしまう腸閉塞などが起こることもあります。また、肝臓や脾臓が腫れることもあります。

もっとも、リンパ節が腫れる病気は、悪性リンパ腫だけではありません。細菌やウイルスによる感染症、首のリンパ節が腫れる亜急性壊死性リンパ節炎や、他のがんのリンパ節転移などもありますので、検査で確かめることが大切です。

悪性リンパ腫の症状1 ―リンパ節―

悪性リンパ腫は、リンパ球ががん化して、リンパ節で
腫れやしこりなどができる病気

腫れやしこりのできやすい場所

●発症がわかりやすい場所

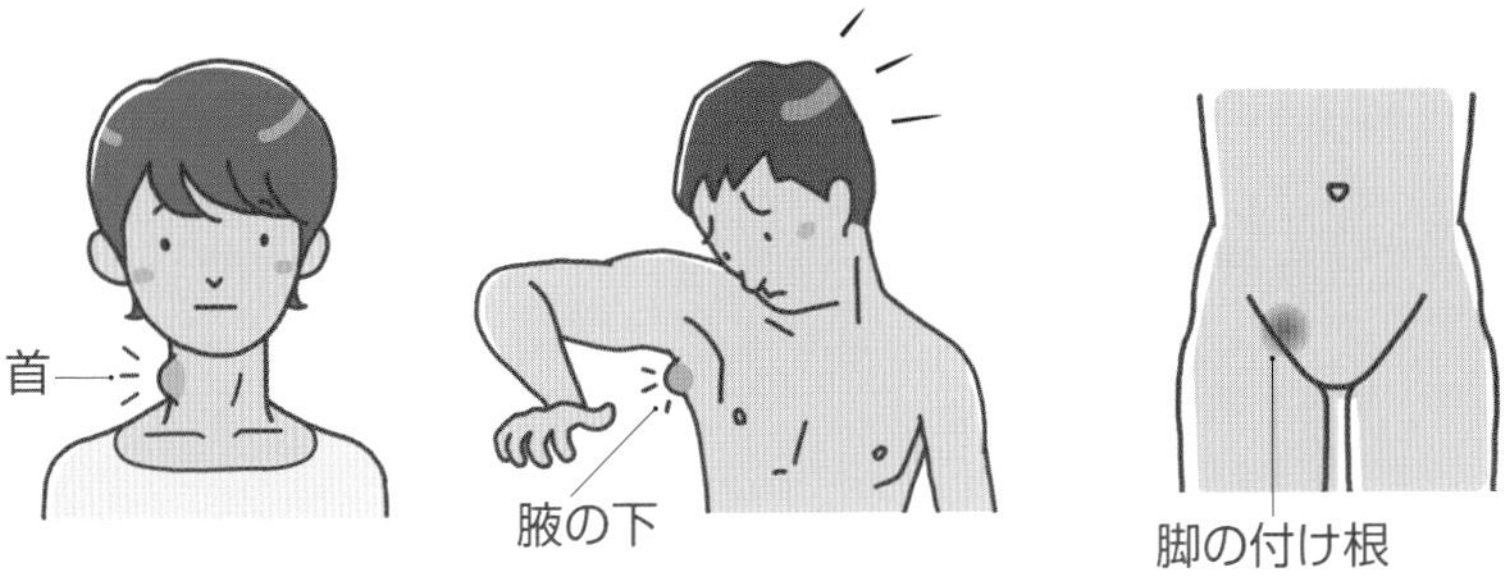
首
腋の下
脚の付け根

●発症がわかりにくい場所

胸やお腹の中などの場合。腫れで臓器が圧迫されることも

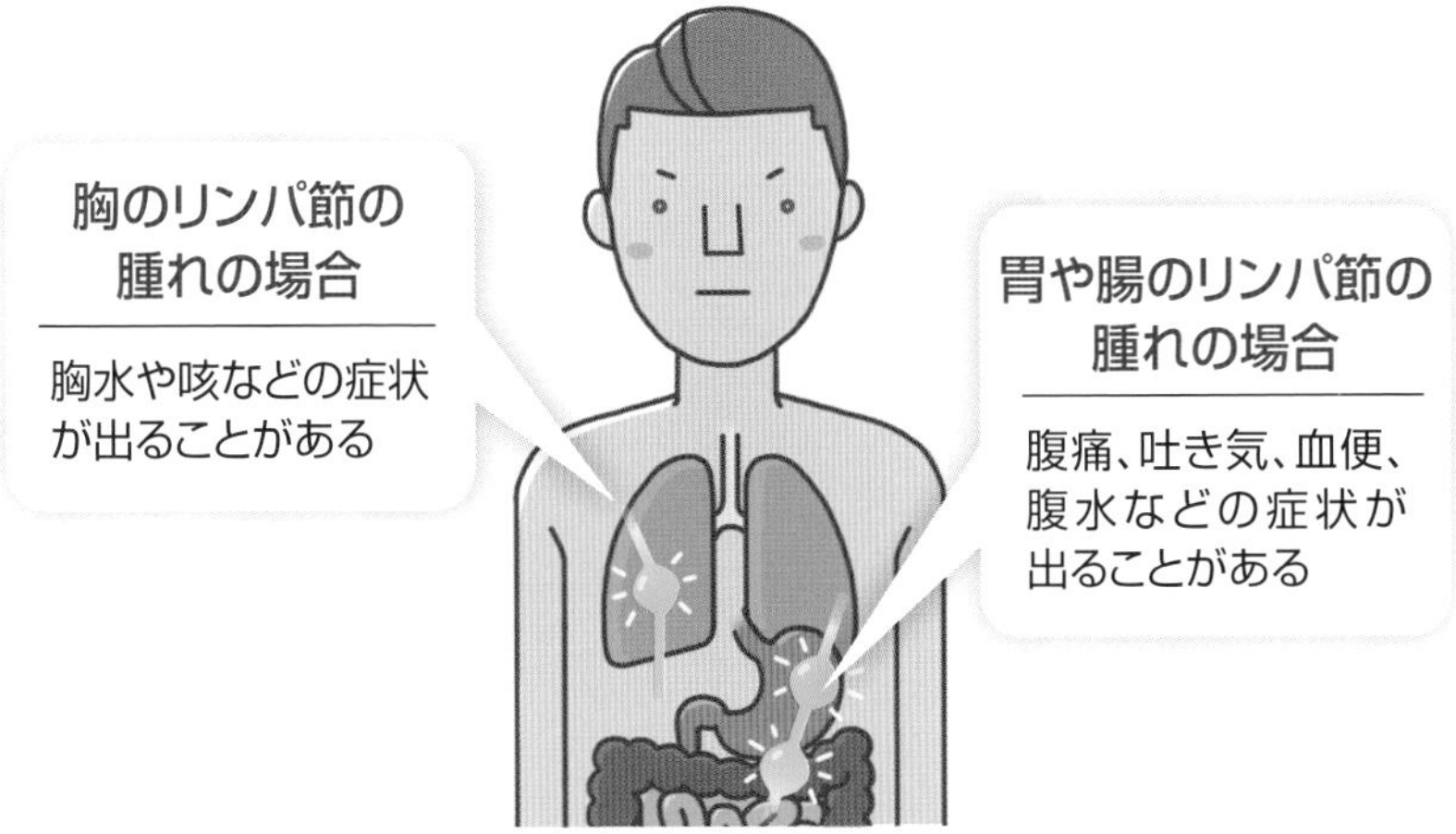
胸のリンパ節の
腫れの場合
胸水や咳などの症状
が出ることがある
胃や腸のリンパ節の
腫れの場合
腹痛、吐き気、血便、
腹水などの症状が
出ることがある

リンパ腫は数週間～数カ月かけて大きくなる

リンパ節以外に出る症状

悪性リンパ腫の最も特徴的な症状は、リンパ節の腫れですが、それ以外にも様々な症状が現れます。

リンパ節の腫れとともによく現れるのが、発熱やだるさといった全身症状です。原因がわからない発熱が続くことがあり、体のだるさのほか、息切れや動悸などが続くこともあります。

また、体重の減少もしばしば見られます。理由もなく食欲不振が続くことがあるほか、食事はきちんととっていても、体重が減ってしまうこともあり、たとえば、何の心当たりもなく、6カ月以内に10％以上体重が減るようなことがあります。

就寝中に、大量の寝汗をかくことがあるのも特徴のひとつで、夜間に着替える必要があるほどの激しい寝汗をかくことがあります。

発熱、体重の減少、激しい寝汗の3つの症状は「B症状」とも呼ばれています。この3つのうち、どれかひとつでも当てはまる症状があれば「B症状」ありとして、悪性リンパ腫のステージ分類で活用されています。

その他、全身症状としては、皮膚にかゆみが現れることもあります。

また、悪性リンパ腫はリンパ節以外の臓器「節外《せつがい》臓器《ぞうき》」で発症することもあります。特に、非ホジキンリンパ腫では、リンパ節以外で発症することが多く、皮膚、脳、甲状腺、肺、胃、骨など全身のあらゆる部位で発症することがあります。

発症する部位によって、症状は様々ですが、たとえば、皮膚で発症すれば、なかなか治らない湿疹やしこりが現れることがあります。脳神経で発症すれば、頭痛や吐き気、めまいなどを引き起こすことがあります。甲状腺や扁桃腺で発症すれば、しこりのためにのどが圧迫されて、ものが飲み込みにくくなることがあり、胃や腸などで発症すれば、吐き気や嘔吐、食欲不振などにつながることがあります。

悪性リンパ腫の症状2 ―リンパ節以外―

悪性リンパ腫では、リンパ節以外にも症状が現れる

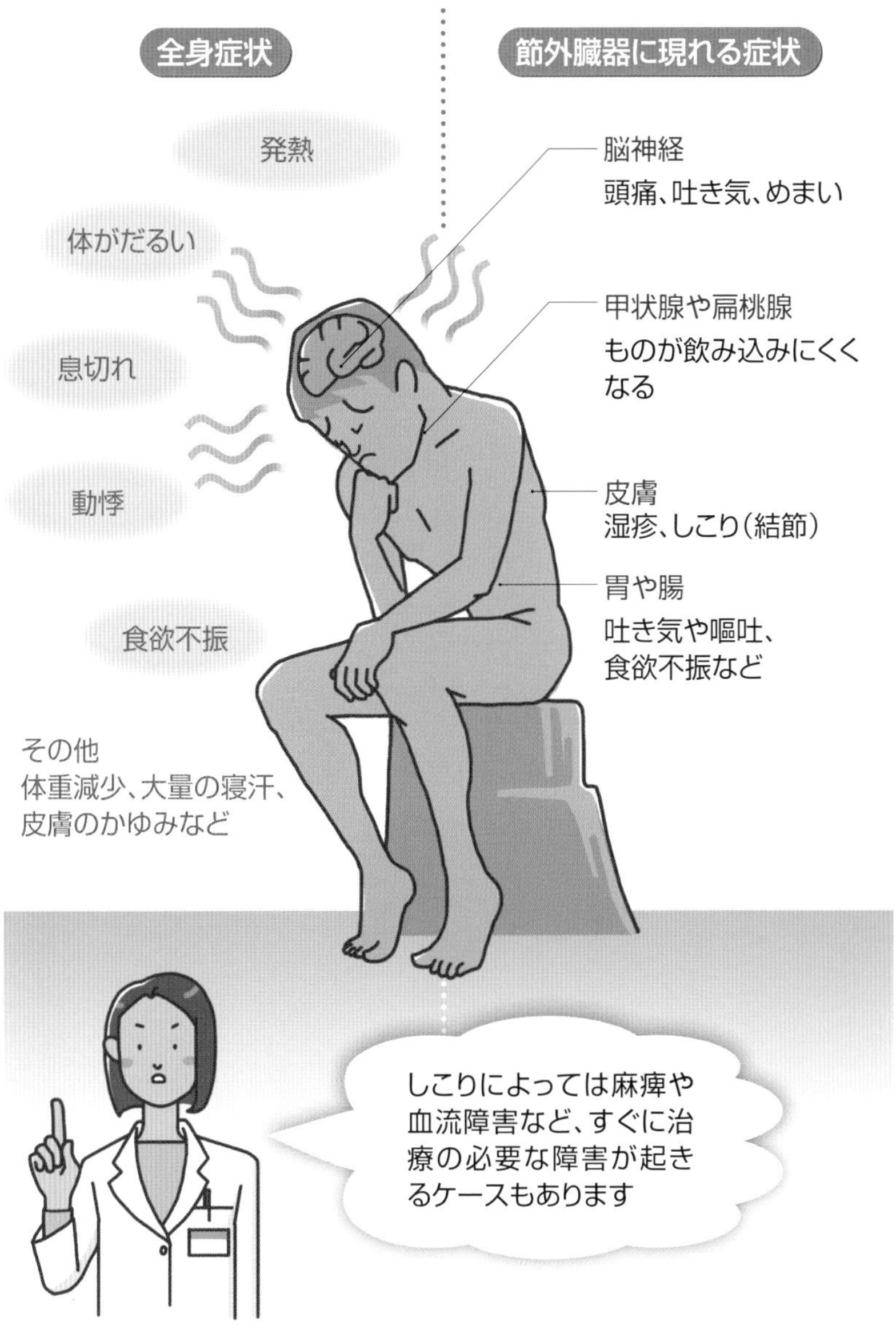

悪性リンパ腫の検査と診断

基本的な検査

問診でリンパ節の腫れや症状などを確認し、悪性リンパ腫が疑われるときは、基本的な検査として、血液検査が行われます。また、悪性リンパ腫が体のどこに、どの程度の大きさで存在しているかを調べるために、超音波検査、CT検査、PET検査（64頁参照）、MRI検査といった画像検査も行われます。

血液検査では、赤血球・白血球・血小板といった血球の数や血液の性状が調べられます。悪性リンパ腫では、しばしば貧血が起きますが、貧血症状があると赤血球数が減少しています。また、がん化した細胞が血液の中に流れ出ていることがあるほか、がん化した細胞が骨髄を冒すと、赤血球や血小板が減少することがあります。この他、血液検査では白血球のうち好中球・リンパ球などの割合や、肝機能、腎機能、感染症の有無などが調べられたりします。

超音波検査では、腫れているリンパ節の形や数、大きさが調べられます。悪性リンパ腫が原因でリンパ節が腫れる場合は、球形に腫れることが多いのに対して、感染症などが原因でリンパ節が腫れる場合は、本来のリンパ節の平べったい形が維持されたまま大きくなるという違いがありますが、絶対的なものではありません。

CT検査は、X線を利用した画像検査で、リンパ節や脾臓の腫れを調べるために行われます。通常は造影剤が使われます。また、磁気を利用した画像検査であるMRI検査も、CT検査と同様に体の中を調べるために行われることがあります。

こうした検査の結果から、悪性リンパ腫の疑いが強い場合は、診断を確定するために、リンパ節や腫瘍の一部を切り取る「生検」が行われます。

悪性リンパ腫の検査１―病気の疑い―

血液検査

主な検査項目	悪性リンパ腫	基準値（男性）	基準値（女性）
白血球／μL	正常なことが多い	3900～9800	3500～9100
赤血球／μL	正常か、減る	427万～570万	376万～500万
ヘモグロビン数（血色素数）g／dL	正常か、減る	13.5～17.6	11.3～15.2
血小板／μL	正常なことが多い	13.0万～36.9万	
乳酸脱水素酵素（LDH）mU／mL	正常か、増える	109～216	
可溶性インターロイキン-2受容体 μg／dL	正常か、増える	63～192	
フェリチン ng／mL	正常か、増える	3.0～59.4	

※基準値は病院により異なることがある

超音波検査

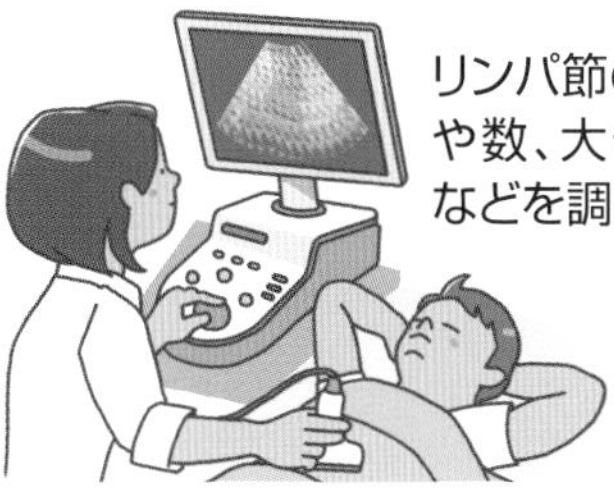

リンパ節の形や数、大きさなどを調べる

CT検査・MRI検査

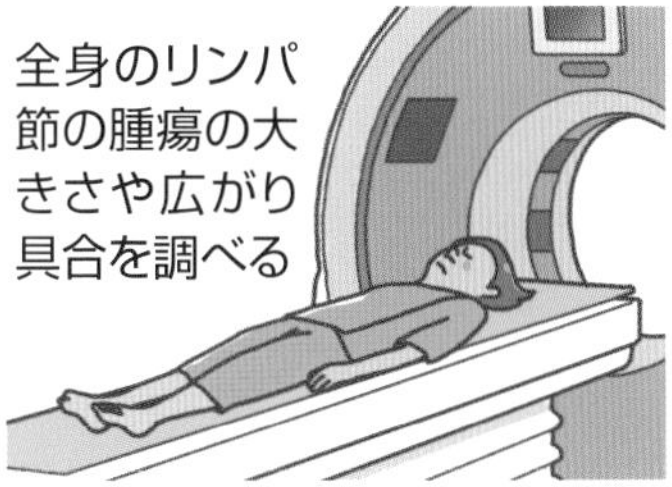

全身のリンパ節の腫瘍の大きさや広がり具合を調べる

悪性リンパ腫の疑いが強い

リンパ節生検 診断を確定するために行う検査

診断の確定と進行度を調べるための検査

基本的な検査を行った結果、悪性リンパ腫の疑いが強い場合は、病理検査によって、診断を確定するために、腫れているリンパ節や節外臓器にできた腫瘍の一部を外科的に切り取るリンパ節生検や腫瘍生検が行われます。

部位によって局所麻酔か全身麻酔で行われ、採取した組織を顕微鏡で観察することで、異常なリンパ系細胞が増殖しているかどうかが確認されます。さらに、染色体や細胞表面にある表面抗原も調べられ、病気のタイプも含めた確定診断が行われます。

病理検査の結果、悪性リンパ腫であることが確定した場合は、病気の進行度などを調べるため、さらに骨髄検査、PET検査（陽電子放射断層撮影）、脳脊髄液検査などが行われます。

骨髄検査は、腰の骨に針を刺して骨髄液を吸引する骨髄穿刺や少量の組織を採取する骨髄生検により、骨髄を調べる検査で、骨髄の中にまで、がん化した細胞が広がっているかがわかります。

PET検査は、悪性リンパ腫の細胞がブドウ糖をたくさん取り込む性質があることを利用し、放射性物質を含んだブドウ糖液の薬剤を注射することで、病変を検出する画像検査ですが、小さな病変も見つけやすく、がんの全身への広がりがわかる検査です。

脳脊髄液検査は、腰椎の間に針を刺して脳脊髄液を採取し、顕微鏡でリンパ腫細胞の有無を調べる検査で、悪性リンパ腫が脳などの神経組織に広がっていないかを調べます。

その他、悪性リンパ腫はしばしば消化管に広がることがあることから内視鏡検査が行われ、病変の有無を直接観察したり、組織の採取が行われたりします。

悪性リンパ腫は、70種類以上にも分類され、病気の進行度によって、治療内容も変わってくるため、検査によって細かく調べられます。

悪性リンパ腫の検査2 ― 診断確定 ―

リンパ節生検（腫瘍生検）

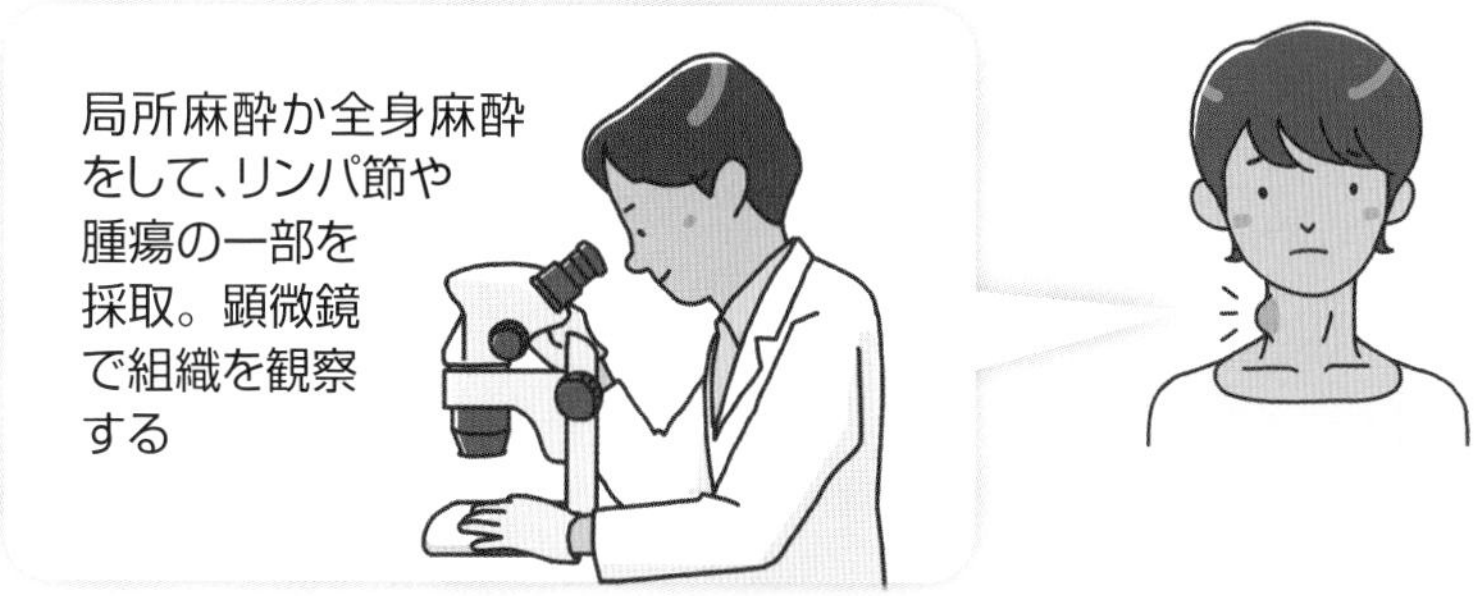

↓

診断確定

↓

さらに腫瘍の形、表面抗原などを調べる

その他

必要に応じて検査を追加し、タイプ（病型）、病気の進行、広がり方などを調べる

骨髄検査	進行度
脳脊髄液検査	中枢神経への浸潤
PET検査（陽電子放射断層撮影）	全身への広がり

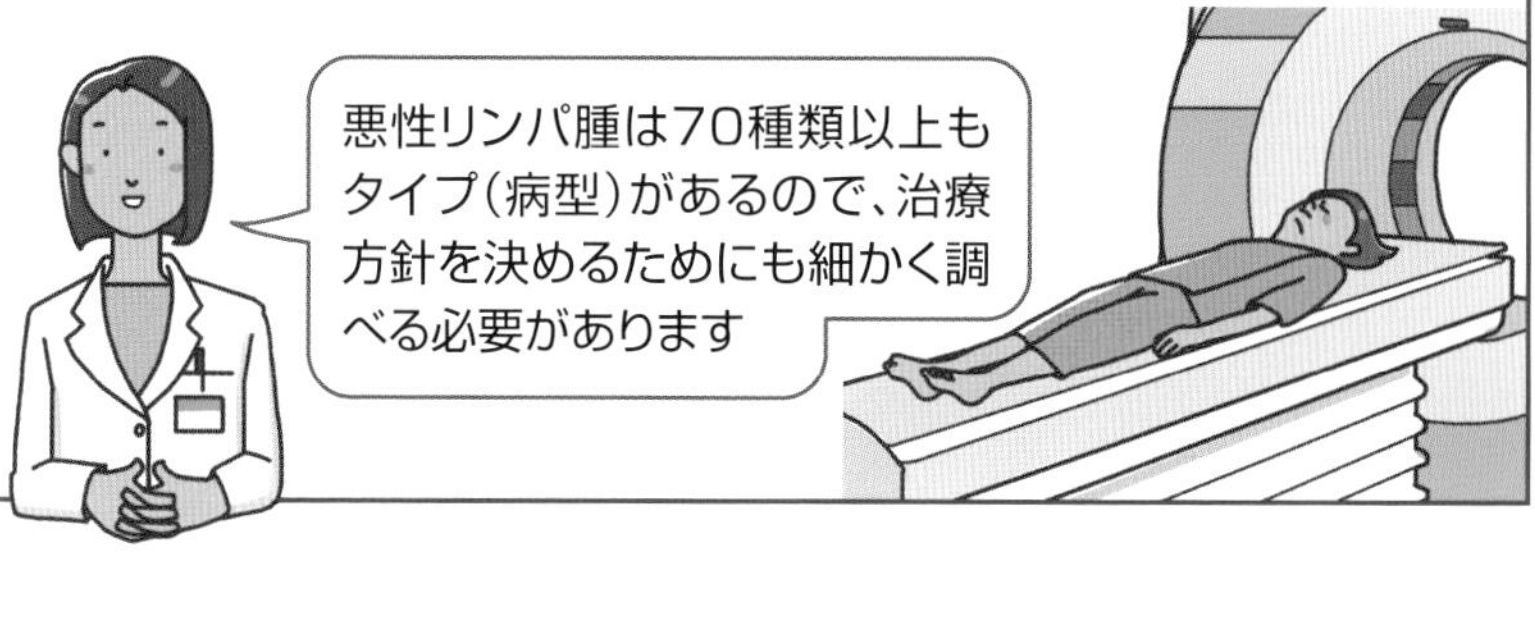
悪性リンパ腫は70種類以上もタイプ（病型）があるので、治療方針を決めるためにも細かく調べる必要があります

多発性骨髄腫の症状は

多発性骨髄腫はCRAB（クラブ）という臓器障害が起きる

　多発性骨髄腫は、「骨髄腫細胞」が主に骨髄で増え続ける血液のがんですが、症状が現れない「無症候性」と、症状が現れる「症候性」があります。

　形質細胞腫瘍の5つのタイプのうち（42頁参照）、血液中や尿中にMタンパクが増えている「くすぶり型多発性骨髄腫（無症候性骨髄腫）」と、血中のMタンパクが少ない「意義不明の単クローン性ガンマグロブリン血症」には、自覚症状がありません。この2つのタイプの形質細胞腫瘍は、すぐには治療が行われず、定期的に血液検査などを行って、経過を観察するのが一般的です。

　多発性骨髄腫で症状が現れる場合、骨髄腫細胞の増加に伴う症状と、Mタンパクに伴う症状に分けて考えることができます。

　このうち、骨髄腫細胞の増加に伴って起こる症状は、CRAB（クラブ）症状と呼ばれます。CRABとは、多発性骨髄腫によって引き起こされる「高カルシウム血症」「腎障害」「貧血」「骨病変」の4つの臓器障害を、カルシウム（calcium）のC、腎臓（renal）のR、貧血（anemia）のA、骨（bone）のBで、英語の頭文字をとってつけられた略語です。

　原因となる臓器障害によって、多様な症状が現れますが、高カルシウム血症では、血液中のカルシウム濃度が上がることで、多尿、便秘、倦怠感や疲労感、食欲不振、吐き気、意識障害などが起こりやすくなります。腎障害では、むくみや尿の出にくさ、倦怠感などが起こりやすくなり、貧血では、動悸や息切れ、めまい、疲れやすさ、顔色の悪さなどが起こりやすくなります。骨病変では、骨の痛みや病的な骨折などが起こりやすくなります。

多発性骨髄腫はCRAB（クラブ）という臓器障害が起きる

多発性骨髄腫には症状の現れない「無症候性」と
症状が現れる「症候性」の2つのタイプがある

1「無症候性」骨髄腫

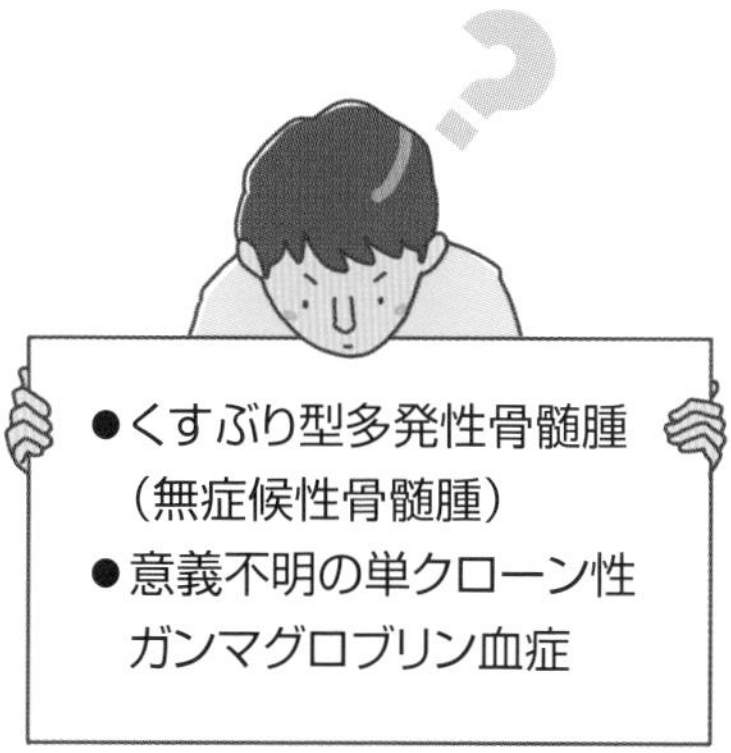

治療は行わず、定期的に血液検査などを行って経過観察

2「症候性」骨髄腫

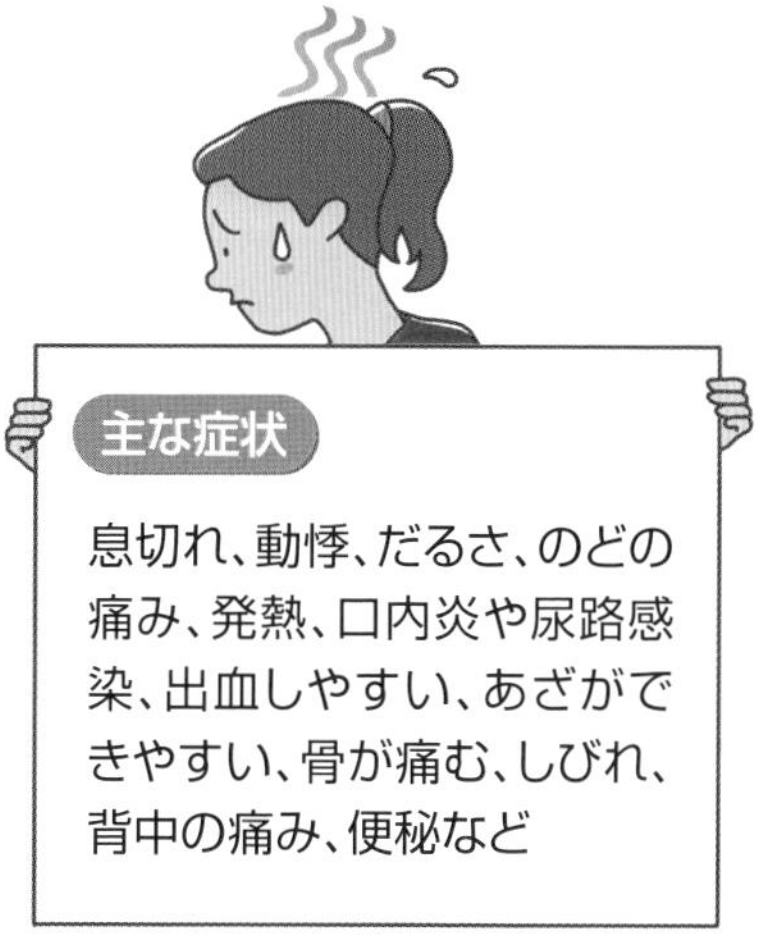

症状が現れる　その原因は…

「CRAB」と呼ばれる臓器障害!!

C　カルシウム（calcium）
R　腎臓（renal）
A　貧血（anemia）
B　骨（bone）

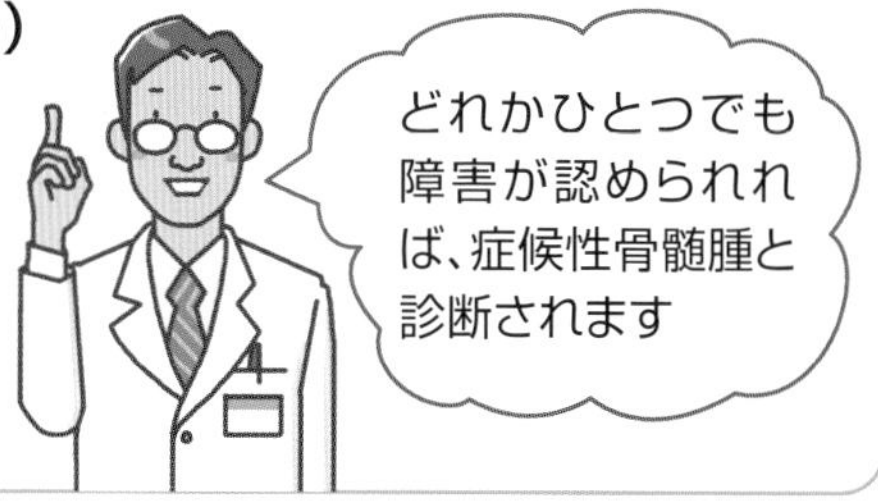
どれかひとつでも障害が認められれば、症候性骨髄腫と診断されます

骨の異常による症状

多発性骨髄腫で最も多くみられる症状は、骨の病変です。

人の骨は常に生まれ変わっています。骨の組織には、骨を作る骨芽《こつが》細胞と、骨を溶かす破骨《はこつ》細胞がありますが、この2つがバランスよく働いて、骨形成と骨吸収を繰り返すことで、少しずつ骨が新しく生まれ変わっていきます。

ところが、骨髄腫細胞は破骨細胞を刺激し、活発にします。そのため、骨形成と骨吸収のバランスが崩れ、骨が過剰に溶かされるようになります。

そのため、多発性骨髄腫が進行すると、骨がもろくなります。また、骨が変形することで神経が圧迫され、痛みが出るようになります。症状が出やすいのが腰、背中、肋骨などです。また、脊髄の圧迫骨折により、下肢に麻痺やしびれ、排尿・排便障害などが現れることもあります。

さらに骨の破壊が進むと、全身で病的な骨折を起こすようになります。特に、背骨や腰の骨など、体重のかかりやすい場所で骨折を起こしやすくなるため、腰や背中の痛みを感じることがあります。そのため、腰痛などで受診をして、多発性骨髄腫が見つかるケースもあります。

また、骨が過剰に溶けると、骨がもろくなるばかりでなく、「高カルシウム血症」も引き起こし、諸症状が現れるようになります。

通常、余分なカルシウムは尿として排泄されていて、血液中のカルシウム濃度は一定に保たれますが、多発性骨髄腫では、血液中に過剰に骨が溶け出してしまうため、血液中のカルシウム濃度が高くなります。

その他、カルシウムがうまく排泄されないことや骨髄腫細胞が作る大量のMタンパクが腎臓に付着することなどから、腎臓の機能が低下していきます。

多発性骨髄腫で骨に起こること

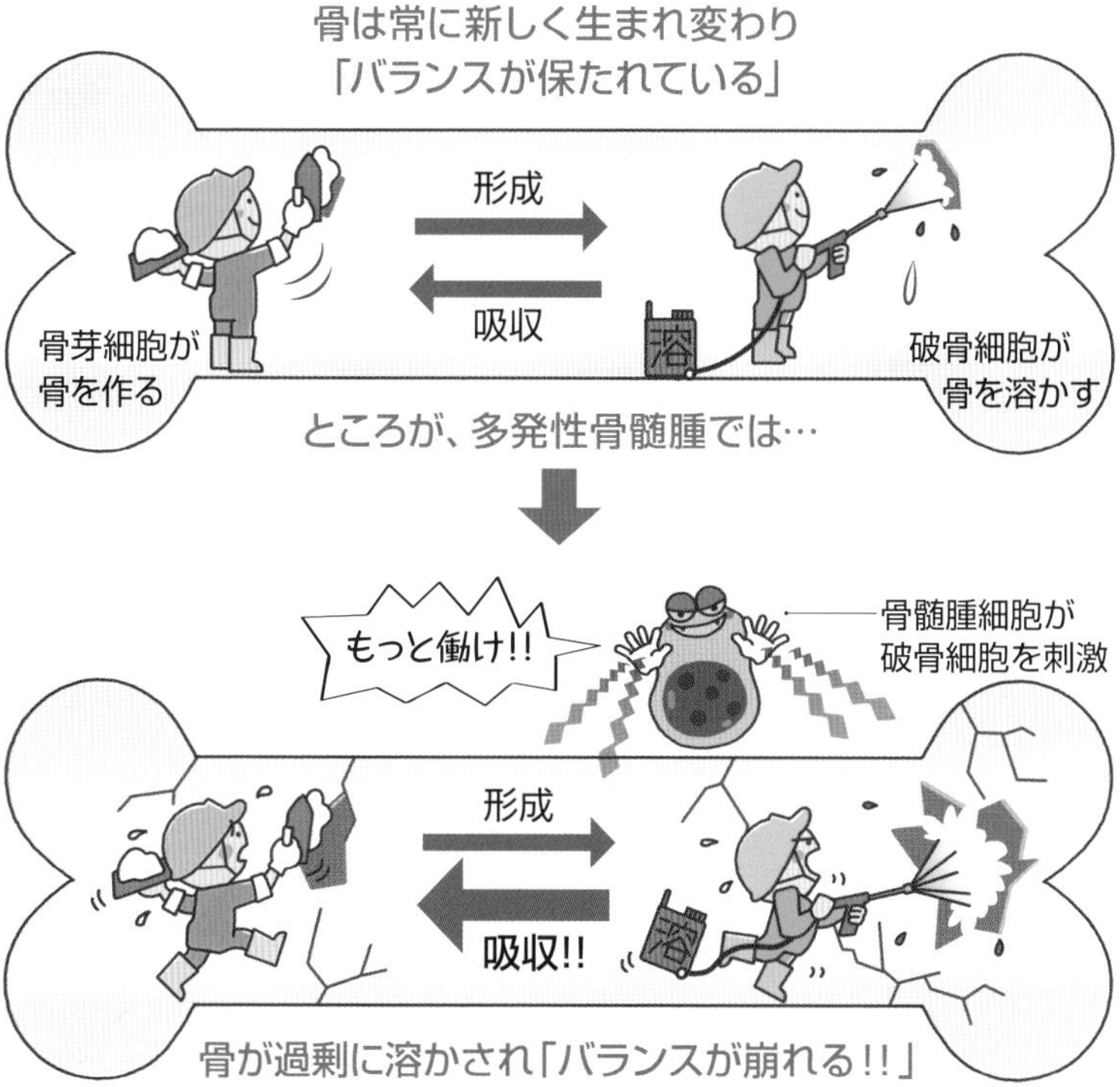
骨は常に新しく生まれ変わり
「バランスが保たれている」
形成
吸収
骨芽細胞が
骨を作る
溶
破骨細胞が
骨を溶かす
ところが、多発性骨髄腫では…
もっと働け!!
骨髄腫細胞が
破骨細胞を刺激
形成
吸収!!
溶
骨が過剰に溶かされ「バランスが崩れる!!」

この状態が続くと…

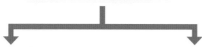

進行すると、骨がもろくなる、骨が痛む、圧迫骨折、下肢に麻痺やしびれ、排尿・排便障害、病的骨折など

- 高カルシウム血症を引き起こす
- 溶けた骨から過剰にカルシウムが供給される
- 腎臓機能の低下でカルシウム排泄がうまくいかなくなる

↓

体のだるさ、ぼーっとする、眠気、食欲不振、吐き気、口の渇き、大量に水を飲む、便秘、意識障害などの症状が現れる

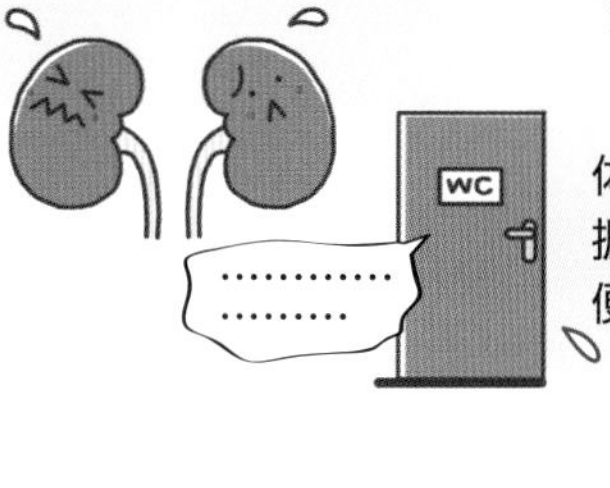
WC
…………
………

造血機能の低下とMタンパクによる症状

多発性骨髄腫では、骨髄で骨髄腫細胞が無制限に増えることで、本来作られるはずの赤血球、白血球血小板が作られなくなります。こうした造血機能の低下は、様々な症状に結びつきます。

赤血球が不足すると、息切れや動悸、体のだるさなどの貧血症状が現れます。白血球が不足すると、免疫力が低下することにより、病原菌に感染しやすくなります。そのため、のどの痛み、発熱などかぜのような症状が多く現れます。口内炎や尿路感染といった感染症を引き起こすこともあります。血小板が不足すると、出血しやすくなります。すぐあざができたり、血が止まりにくくなったりします。

さらに、多発性骨髄腫を発症すると、骨髄腫細胞が「Mタンパク」という、異常な免疫グロブリンを作り続けるようになることから、様々な症状を引き起こします。

免疫グロブリンとは、白血球のうちリンパ球が作る抗体で、体内に侵入した病原菌などを攻撃し、退治するのですが、骨髄腫細胞は異物を攻撃する能力がなく、役に立たないMタンパク1種類のみを作り続けるようになります。そのため、体の免疫力が下がり、感染症などにかかりやすくなります。

また、大量に作られたMタンパクは、様々な組織に沈着することで機能を阻害します。なかでも症状が現れやすいのが腎障害で、むくみやタンパク尿などが現れます。

このほか、Mタンパクが血液中に増えると粘度が増し、血がドロドロになってしまいます。これを「過粘稠度《かねんちょうど》症候群」といい、血液の循環が悪くなることで、頭痛やめまい、耳鳴り、目が見えにくくなるといった症状が現れます。

さらに、Mタンパクは血小板の表面に付着して、血小板の働きを抑えるために、血が止まりにくくなることもあります。

造血機能の低下とMタンパク

造血機能の低下による症状

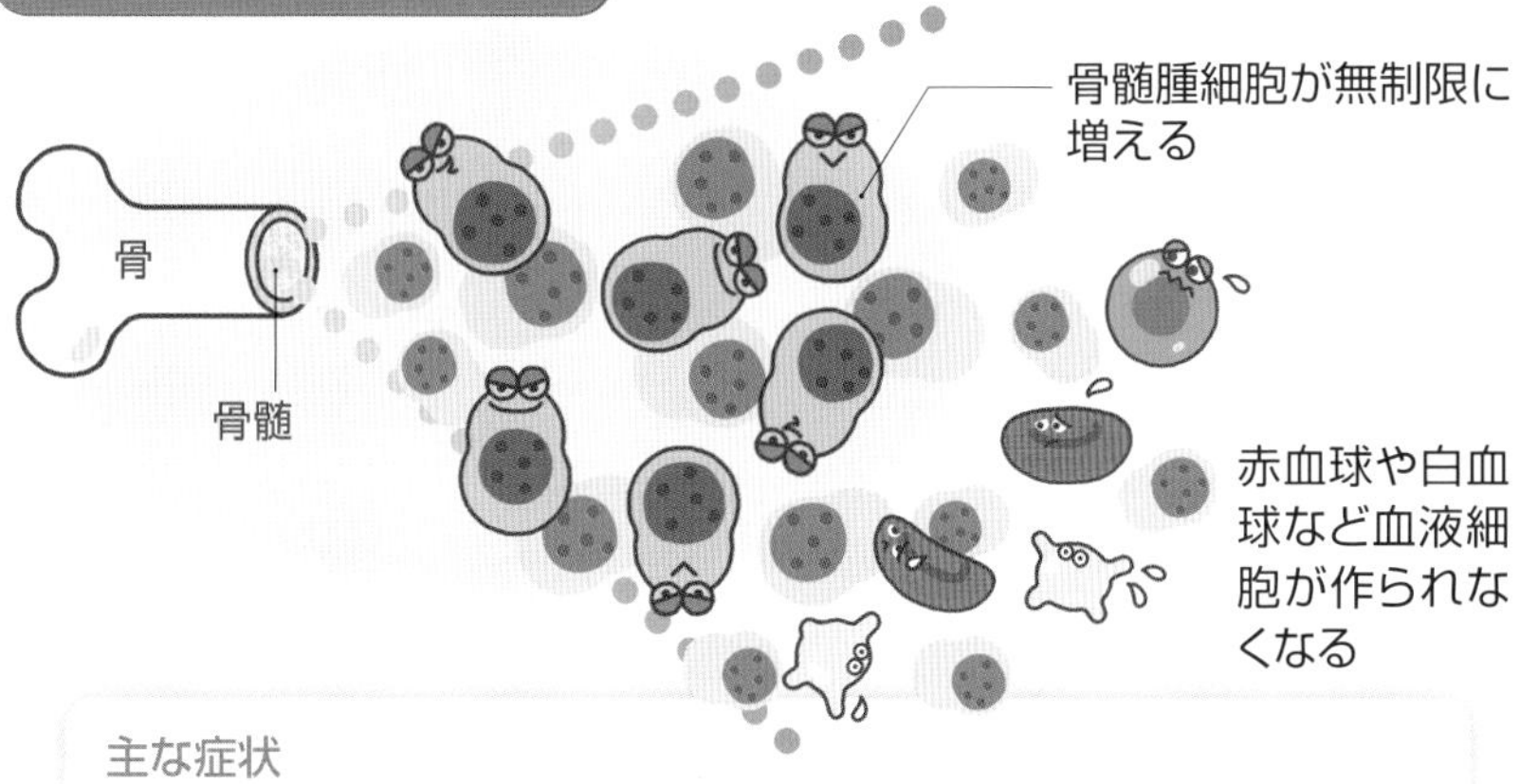
骨
骨髄
骨髄腫細胞が無制限に増える
赤血球や白血球など血液細胞が作られなくなる

主な症状

息切れ、動悸、体のだるさ、のどの痛み、発熱、口内炎、尿路感染、出血しやすい、あざ、血が止まりにくいなど

Mタンパクによる症状

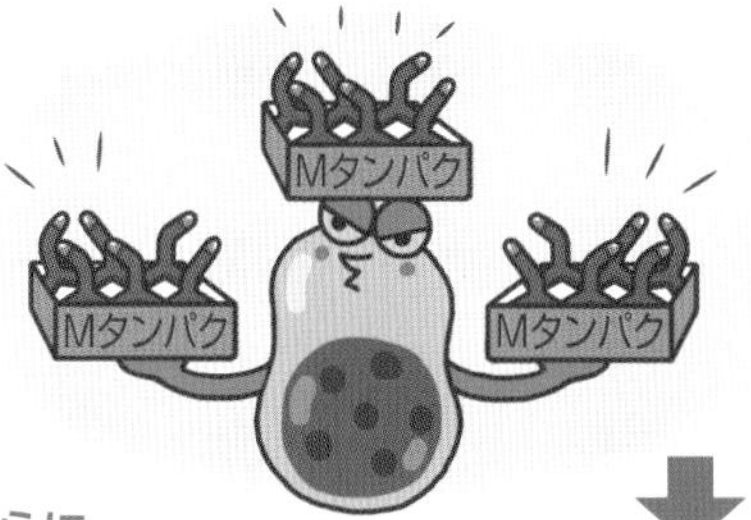
Mタンパク
Mタンパク
Mタンパク

骨髄腫細胞はMタンパクという攻撃力のない抗体を作り続け、免疫力を低下させる

さらに
大量に作られたMタンパクが様々な組織に沈着して機能を阻害する

主な症状

腎臓に沈着 ⟶ むくみやタンパク尿など（腎障害）
血液中に増加 ⟶ 過粘稠度症候群（Mタンパクで血液の粘度が増す）、頭痛、めまい、耳鳴り、目が見えにくくなる

多発性骨髄腫の検査と診断

診断のために様々な検査をする

多発性骨髄腫が疑われるとき、まずは血液検査と尿検査が行われます。多発性骨髄腫の場合、血液検査を行うと多くの場合で、Mタンパクの増加を反映して、総タンパクの数が増えています。また、血液検査では、造血障害の程度を調べるために、白血球、赤血球、血小板の数などが調べられるとともに、病気の進行度や腎臓の障害を調べるために、Mタンパク、免疫グロブリンの量、乳酸脱水素酵素、尿素窒素*、カルシウムなどの量も調べられます。

また、多発性骨髄腫では、Mタンパクのひとつであるベンスジョーンズタンパク（BJP）が尿中に排出されることがあり、尿検査でその有無が調べられます。あわせて、尿検査では腎臓の機能についても調べられます。この尿検査では、24時間の尿を集めて検査する全尿検査が行われることもあります。

血液検査と尿検査の結果から、多発性骨髄腫の疑いが強まると、骨髄検査を行って、診断を確定させます。骨髄検査は骨髄穿刺または骨髄生検（54頁参照）によって行われますが、骨髄腫細胞の性質や表面抗原と呼ばれる細胞表面のタンパク質のパターンをはじめ、どのような染色体の異常があるかなど、様々なことが、採取された骨髄からわかります。また、骨髄以外の組織に腫れがある場合には、その組織の細胞も採取して検査が行われます。

この他、骨の状態を調べるために、画像検査が行われます。X線検査で全身の骨の病変や病的な骨折などが調べられるほか、小さな骨の病変の検出にも優れているCT検査、MRI検査などが必要に応じて行われます。さらに、骨髄以外にがんが広がっていないか、PET検査が行われることもあります。

用語解説　尿素窒素　血液中の尿素に含まれる窒素。感染による発熱などにより腎機能が低下すると上昇する。BUN (Blood urea nitrogen)。

多発性骨髄腫の検査

血液検査

主な検査項目	多発性骨髄腫	基準値（男性）	基準値（女性）
白血球 ／μL	正常なことが多い	3900〜9800	3500〜9100
赤血球 ／μL	正常か、減る	427万〜570万	376万〜500万
ヘモグロビン数（血色素数） g／dL	正常か、減る	13.5〜17.6	11.3〜15.2
血小板 ／μL	正常か、減る	13.0万〜36.9万	
総たんぱく g／dL	正常か、増える	6.6〜8.4	
アルブミン g／dL	正常か、減る	3.9〜5.1	
IgG mg／dL	病気のタイプにより増減	870〜1700	
IgA mg／dL	病気のタイプにより増減	110〜410	
IgM mg／dL	病気のタイプにより増減	46〜260	
カルシウム mg／dL	正常か、増える	8.2〜9.6	

※基準値は病院により異なることがある

尿検査

Mタンパクの量、腎臓機能、ベンスジョーンズタンパク（BJP）などの有無を調べる

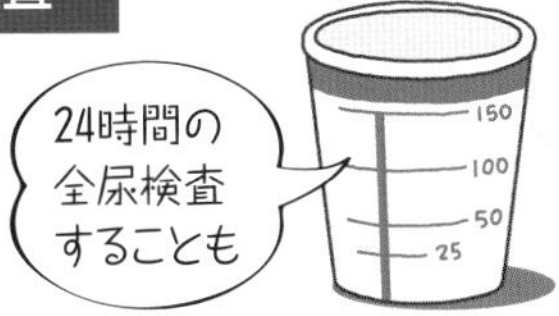
24時間の全尿検査することも
150
100
50
25

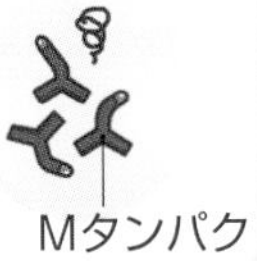

骨髄検査

骨髄を採取して調べる。染色体検査など

その他

X線検査、CT検査、MRI検査などで全身の骨の状態を調べる

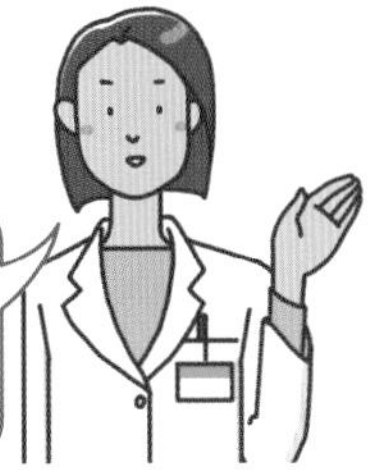
多発性骨髄腫の診断は、これらの検査の結果から、総合的に行います

血液のがんと診断されたときは

病気と闘う心構え

がんと告げられたら、大きな衝撃を受け、強いストレスを感じると思います。特に、「血液のがん」というと、不治の病というイメージを持っている人も少なくないように思います。

動揺して頭の中が真っ白になり、医師の説明がまったく頭に入らず、「どうしてこんなことになったのだろう」と怒りを感じたり、「何が悪かったのだろう」と自分を責めたりすることがあるかもしれません。しかし、がんを引き起こす原因は、解明されていない部分が多く、自分を責める必要はありません。

また、病気が治るかという不安や、治療に伴う苦痛への不安、仕事や家族への影響、経済的な心配などが頭をよぎり、強く落ち込んだり、眠れなくなったり、食欲がなくなったりするかもしれません。

しかし、がんの治療はどんどん進歩しています。いまや血液のがんの患者さんの多くが、治療により病気の進行や症状をコントロールして暮らしています。数年前では難しかったことが、新たな治療薬の登場で、ガラリと変わることも珍しくありません。

ですので、つい悪い方向に考えてしまうかもしれませんが、悲観的になりすぎず、客観的な事実から自分の病気を正確に判断することが、治療効果を上げるためにも大切なことです。たとえば、治療の目的や必要性を理解していれば、抗がん剤治療で副作用があったときでも受け止め方が変わってきます。

また、疑問や不安、希望などがあれば、遠慮なく担当医に伝えましょう。看護師や薬剤師、ソーシャルワーカー、がん相談支援センターなどに相談するのでも構いません。ひとりで悩みを抱えこまないようにしましょう。

ひとりで悩みを抱えこまないために

不安や心の落ち込みに対する3つの心得

その1　抱えている悩みや希望を担当医に伝える

疑問や不安に思うことは、
遠慮なく相談しよう

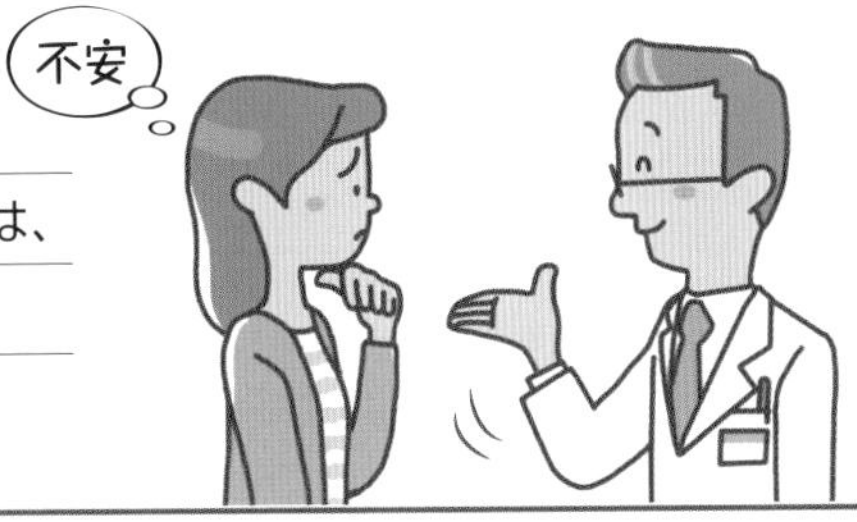

その2　仕事や生活の悩みは医療スタッフや関係機関に相談する

担当医だけでなく、看護師や薬剤師、ソーシャルワーカー、がん支援センターなどにも相談してみる

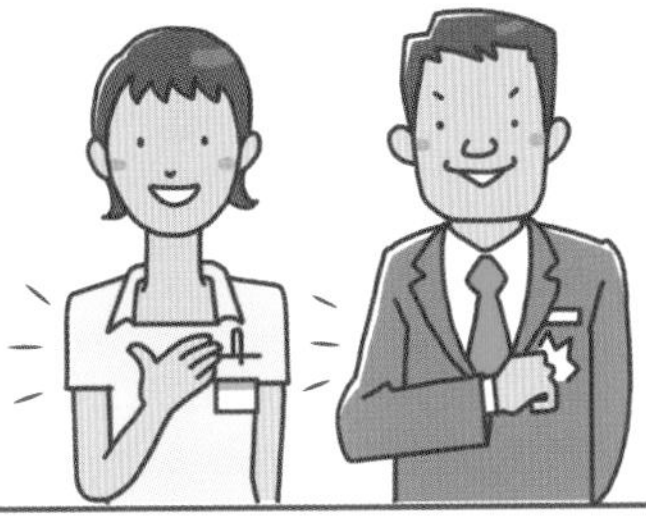

その3　家族や親しい人に相談する

不安や心の落ち込みを正直に素直に話すことが、今の自分の気持ちを整理する助けとなることも

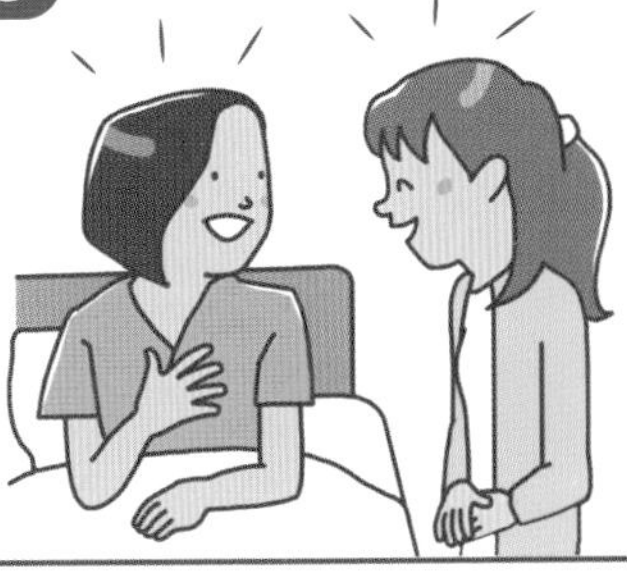

column

血液の腫瘍は他にもある

血液の腫瘍では、白血病、悪性リンパ腫、多発性骨髄腫が3大血液がんとも言われていますが、それ以外にもあります。

「真性多血症」は、赤血球などの血液細胞が過剰に作られて、血が濃くなる病気です。JAK2《ジャックツー》という酵素の遺伝子にエラーが起きて、赤血球などの血液細胞が増殖します。赤血球の数が著しく増加することで、皮膚が赤くなるほか、眼の充血、入浴後のかゆみ、血圧の上昇といったことが起こるほか、血流が悪くなるため、頭痛、耳鳴り、めまい、視覚異常、手や足の冷え・痛みといった症状が現れます。ひどい場合には、血栓を作ることで、脳梗塞や心筋梗塞を起こすこともあります。

「本態性血小板血症」は、血小板が過剰に作られる病気で、血小板が過剰に作られることにより、血小板の働きがよくなりすぎて血栓ができやすくなる場合と、逆に働きが悪くなって出血しやすくなる場合があります。

「骨髄線維症」は、血小板や白血球の増殖が盛んになることで、骨の中の骨髄の線維化が進んでしまう病気で、原発性と二次性があります。赤血球が不足して貧血になるほか、線維化が進み、白血球や血小板が不足すると、免疫力の低下による症状や出血症状がみられるようになります。また、線維化が進むと脾臓が大きくなり、お腹の左側の張りや痛みの原因となります。

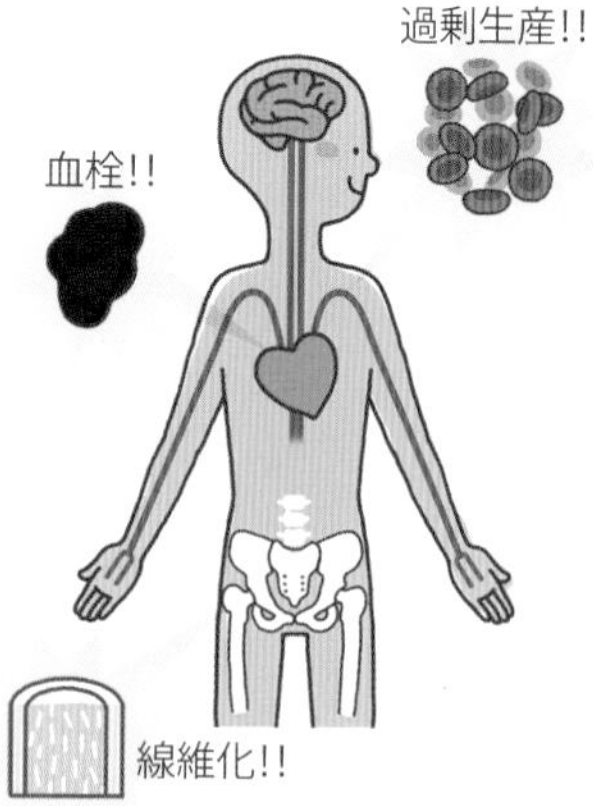

第3章

血液のがんに用いる治療法

血液のがんの治療では、様々な治療法が用いられます。主な治療法には、薬物療法、放射線療法、移植があります。ここでは、それぞれの治療法の概要を説明していきます。

薬を使った治療法

薬物療法とは？

　薬物療法とは、薬を点滴・注射または内服することで、がんが増えることを抑えたり、成長を遅らせたり、転移や再発を防いだりする治療法です。様々な薬の中から、がんの種類や進行度、症状や全身状態、本人の希望などを考慮したうえで使用されます。

　薬物療法で使われる薬には、大きくいくつかの種類がありますが、もっとも代表的なものは抗がん剤です。

　私たちの体の中では、正常な細胞が常に生まれ変わっていきますが、がん化した細胞は無制限に増えていき、他の細胞が増えることを阻害したり、塊となって他の臓器を圧迫したりします。抗がん剤は、このように細胞が無制限に増殖することを防ぐ薬で、DNAに働いたり、細胞分裂を阻害したりする作用をもっています。

　この他、薬物療法では、免疫作用薬、分子標的薬などが使われます。

　免疫作用薬は、免疫の働きを回復させてがん細胞を退治する薬です。本来、がん細胞は体の中で異物とみなされますので、免疫機能が働いて排除されます。ところが、免疫機能が弱くなってくると、攻撃力が弱まったり、異物として認識されなくなったりすることで、がん細胞が退治されず、増殖してしまうことになります。

　薬物療法では、がん細胞にのみ薬が働けばいいのですが、がん細胞以外の正常な細胞にも働き、ダメージを与えてしまうことから、しばしば副作用が現れます。この副作用が比較的現れにくい薬が、次項で説明する分子標的薬です。

血液のがんで使われる薬

抗がん剤

がん細胞の増殖を抑える

主な副作用

貧血、出血、吐き気、食欲不振、下痢、口内炎、脱毛、膀胱炎、皮膚の障害・爪の変化、生殖機能への影響など

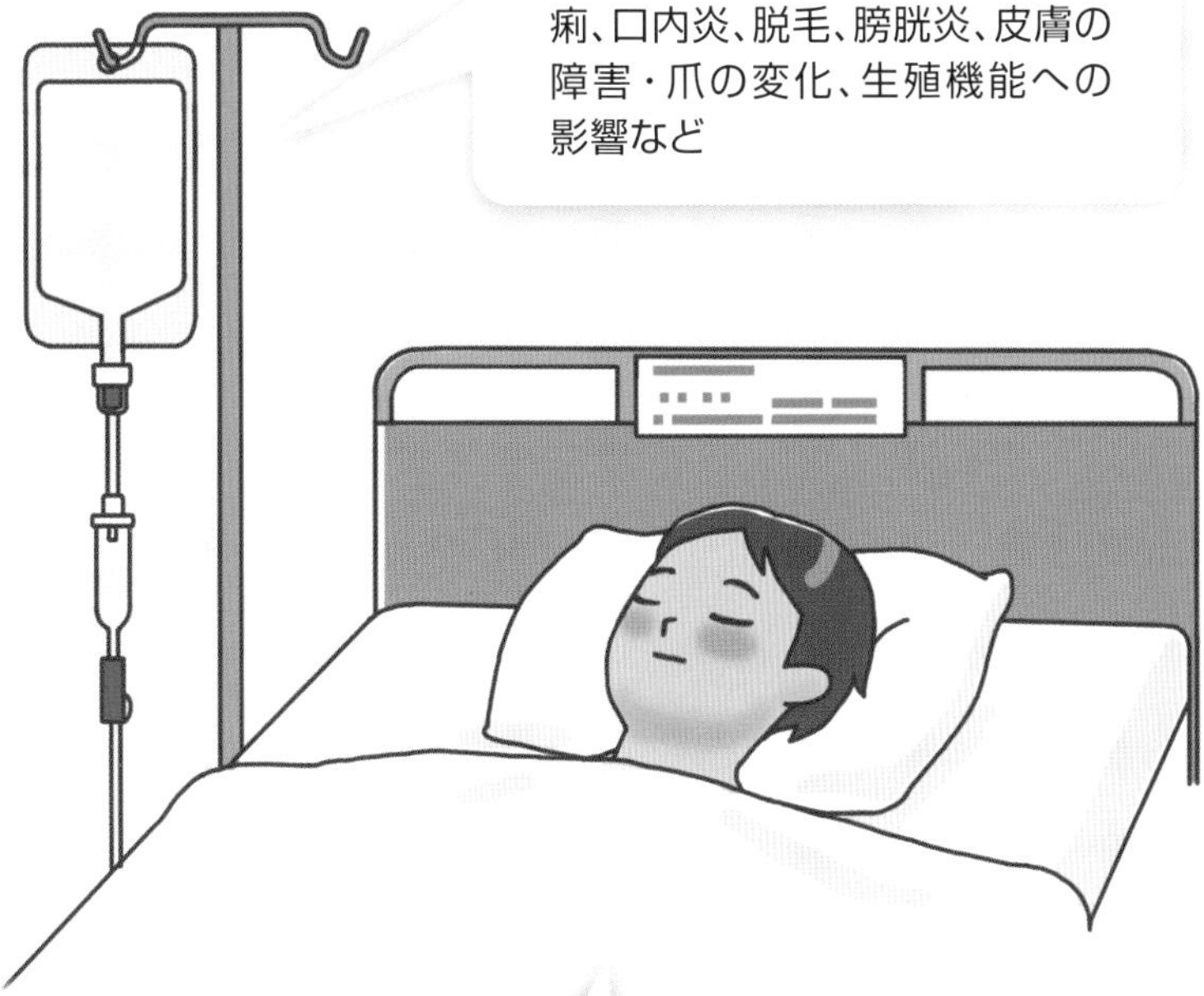

免疫作用薬

免疫の働きを回復させてがん細胞を退治する

主な副作用

疲労、発熱、食欲不振、腎機能障害、血圧上昇など

分子標的薬とは？

近年、がん細胞が増殖するメカニズムの研究から、特定のタンパク質や遺伝子などが関わっていることが解明されてきました。分子標的薬は、これら特定の分子（タンパク質・遺伝子）のみを狙って働きかけ、がん細胞を死滅させたり、増殖したりすることを抑える薬です。

抗がん剤は、がん治療において有効な治療法ですが、がん細胞だけでなく、他の正常な細胞にも同じように働きかけるため、個人差はありますが、副作用に悩まされることが少なくなりません。

しかし、分子標的薬は、がん細胞が増えるためのプロセスに注目し、その一部を狙い撃ちしますので、抗がん剤よりも副作用が軽いケースが多くみられます。もっとも、分子標的薬にも副作用がないわけではありません。個人によって現れ方は異なりますが、たとえば、皮膚障害、下痢、高血圧、薬剤性肺炎などが現れることがあります。中には、重篤な副作用が現れることもあり、一般的な薬物療法で起こる副作用とは違った副作用の現れ方をすることがありますので、注意が必要です。

また、分子標的薬の特徴のひとつとして、多くの分子標的薬では、生検や手術などによってがん細胞を採取し、効果予測バイオマーカー*の有無を調べることで、事前に治療の効果が期待できるかをある程度予測できることがあげられます。

分子標的薬は、単独で使われることもあれば、他の分子標的薬や抗がん剤と組み合わせて使われることもあります。投与方法は、点滴と内服がありますが、点滴による投与でも、入院することはほとんどなく、外来で治療を受けることが一般的です。

分子標的薬は、高額なものが多いという問題がありますが、血液のがんでは、新規治療薬の開発も特に進んでおり、高い効果が期待できることの多い治療法です。

用語解説　バイオマーカー　血液や尿に含まれるタンパク質などの物質で、病気や治療による体の変化を知るための指標となるもの。血液検査や腫瘍マーカーなど。

分子標的薬の働き方は？

がん細胞の増殖には、特定のタンパク質や遺伝子などが関わっている。分子標的薬は、そのプロセスの一部の「分子」を狙い撃ちすることで、がんの増殖を抑える

抗がん剤は…

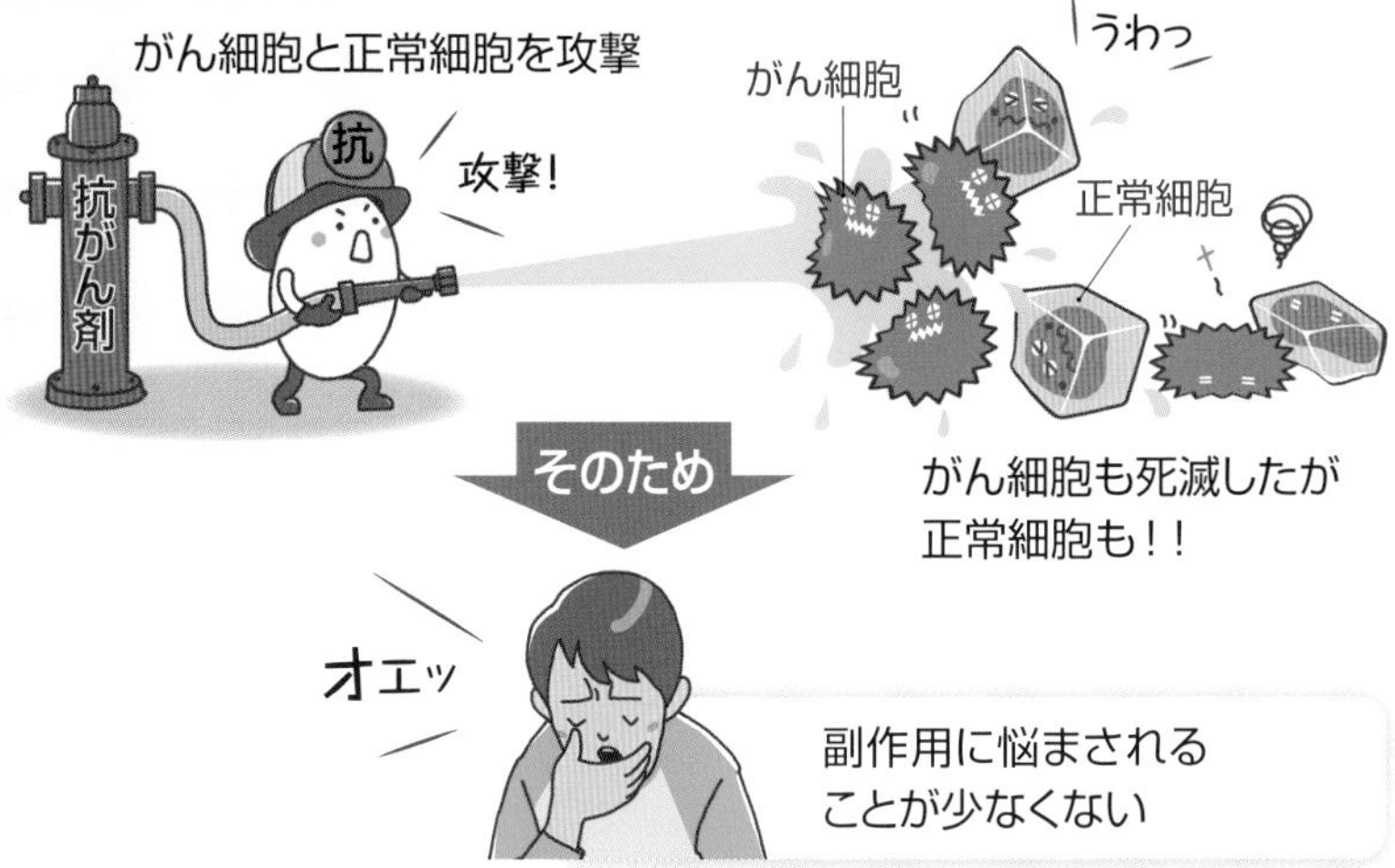
がん細胞と正常細胞を攻撃
抗
抗がん剤
攻撃！
うわっ
がん細胞
正常細胞
がん細胞も死滅したが
正常細胞も！！
そのため
オエッ
副作用に悩まされる
ことが少なくない

分子標的薬は…

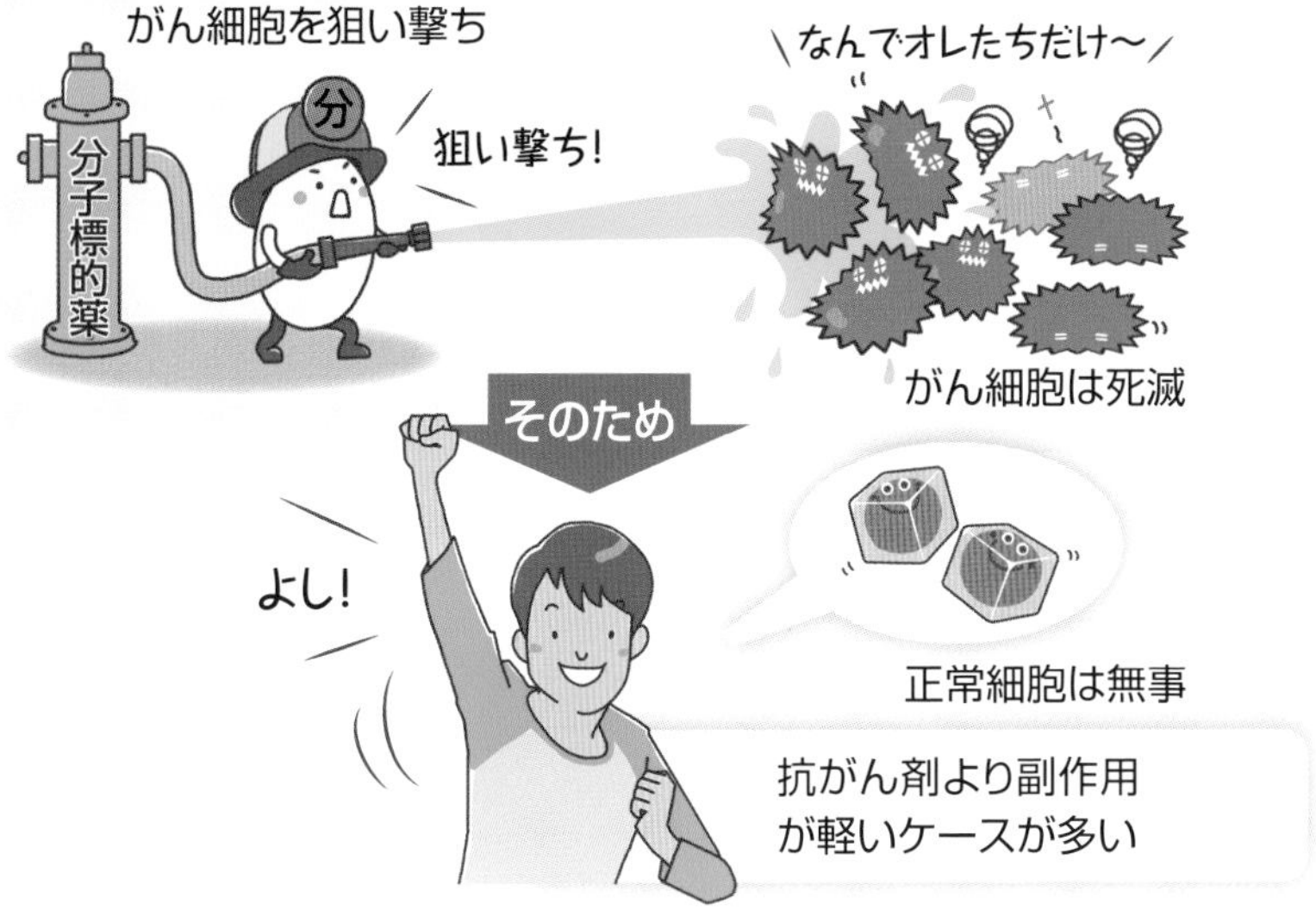

放射線による治療法

高エネルギーのX線でがん細胞を叩く

　放射線による治療は、がんの治療において、薬物療法、手術療法とともに並ぶ三大療法のひとつです。放射線だけ単独で治療を行うこともあれば、薬物療法との併用で行ったり、手術療法や薬物療法の補助として行ったりすることもあります。

　放射線は、もともと自然界に存在するものですが、体の細胞に放射線が当たると、DNAに損傷を与えます。医療分野においては、放射線のこうした性質を利用し、人工的に発生させた放射線を、がんのある部位に当てます。そうして、がん細胞のDNAを破壊することでがん細胞を死滅させ、がん細胞を消滅させたり、患部を小さくしたりします。また、がんが浸潤する影響から来る痛みを軽減するために行われることもあります。

　血液のがんにおいても、悪性リンパ腫や急性リンパ性白血病、多発性骨髄腫の腫瘤などでは放射線による治療が行われ、がんのある部位に高いエネルギーのX線（レントゲン）が当てられます。

　放射線療法には、放射性物質を体内に挿入する方法や、飲み薬や注射で投与する内部照射という方法もありますが、体の外から放射線を当てる外部照射が一般的です。放射線を外から当てることによって、痛みを感じることはありませんが、がん細胞以外の正常な細胞にも放射線が当たってしまい、体の中の正常な細胞もダメージを受けてしまいます。

　そのため、放射線の治療開始にあたっては、体の状態を調べたうえで、綿密な治療計画を立てて行われます。正常な部位への影響を抑えるために、必要最低限の量を、期間を定めて行われ、放射線による影響をみるために、経過観察も行われます。

血液がんの放射線による治療とは

単独の放射線療法
放射線のみで治療を進める

化学放射線療法
放射線と薬物療法を併用する

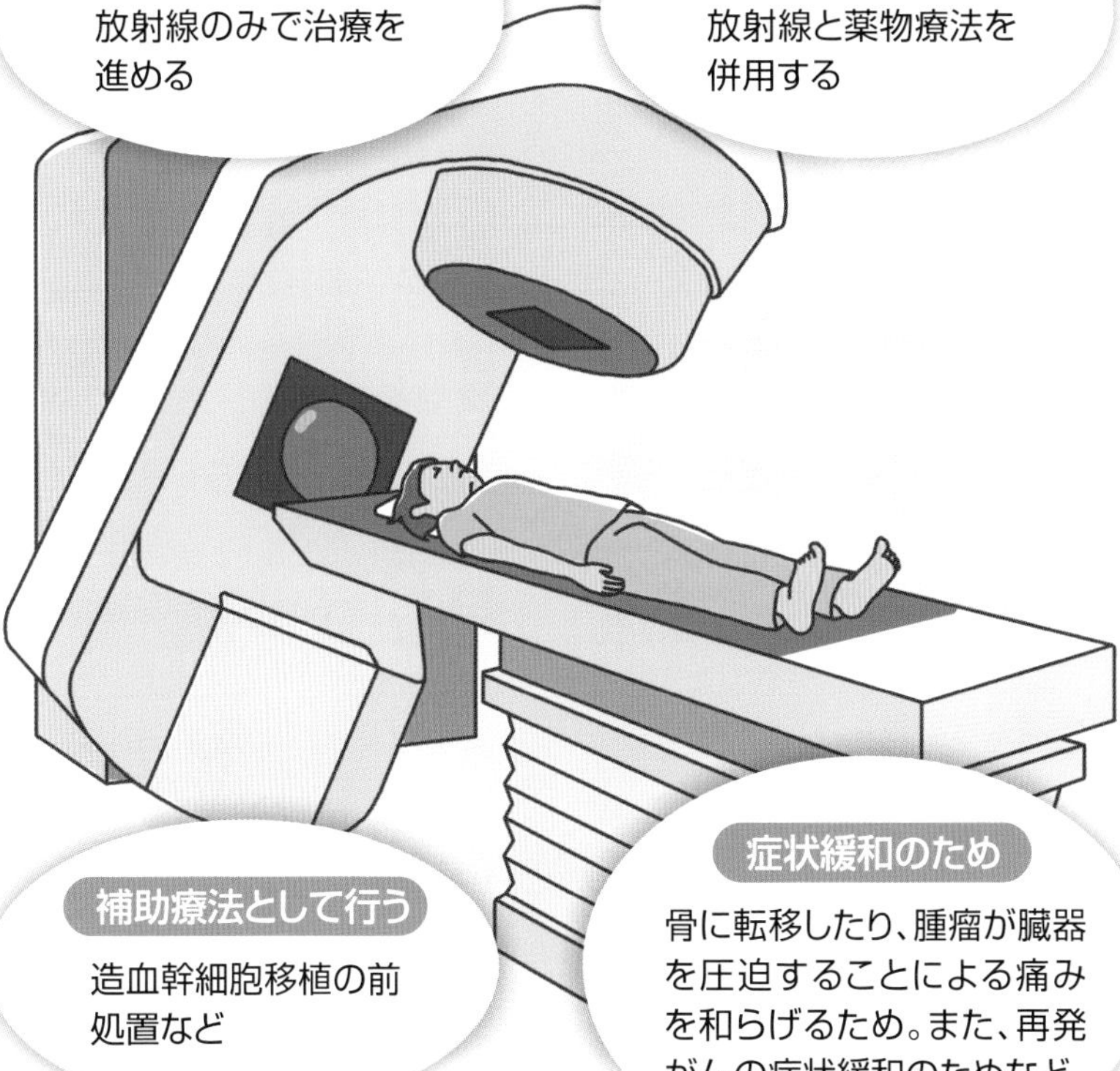

補助療法として行う
造血幹細胞移植の前処置など

症状緩和のため
骨に転移したり、腫瘍が臓器を圧迫することによる痛みを和らげるため。また、再発がんの症状緩和のためなど

放射線療法の手順

治療計画
放射線科専門医が、照射する部位、照射量、照射回数などを計画する

▶

シミュレーション
実際のベッドで、姿勢や照射範囲、方向などを確かめる

▶

放射線の照射
放射線治療室で実際に照射する。副作用を軽くするため、少しずつ行うことが多い

造血幹細胞移植

造血幹細胞移植とは?

血液のがんの治療では、薬物療法などによる治療が難しい場合に、造血幹細胞移植が行われることがあります。移植とは重い病気や事故などにより、臓器や組織の機能が低下した場合、健康な臓器や組織と取り替えて、機能を回復させる医療行為のことで、造血幹細胞移植も移植のひとつにあたります。赤血球、白血球、血小板といった血液細胞は、すべて骨髄で造血幹細胞から分化して作られますが、血液のがんは、その過程でがん化が起きるため、健康な造血幹細胞に置き換え、完治を目指します。

もっとも造血幹細胞移植では、あらかじめ患者さんの腫瘍細胞の減少と、免疫細胞を抑制するために、大量の薬の投与や全身への放射線照射といった前処置が必要になります。そのため、強い副作用や合併症を生じることがあります。特に正常な造血幹細胞が破壊されるため、それを補うために造血幹細胞の補強が必要になるのです。

造血幹細胞移植には、いくつか種類があります。移植に使用する造血幹細胞の種類からは「骨髄移植」、「末梢血幹細胞移植」、「臍帯血《さいたいけつ》移植」の3つの移植の方法に分けられます。

骨髄移植は、骨髄にある造血幹細胞の移植です。末梢血幹細胞移植は、血液から採取した造血幹細胞の移植です。通常、血液に造血幹細胞は含まれません。そのため、薬を投与して血液に造血幹細胞を流出させ、血液成分分離装置を使って採取します。

臍帯血移植は、臍帯血から採取した造血幹細胞の移植です。なお、臍帯血とは、母親の胎内で胎児とつながっている臍帯や胎盤にある血のことで、造血幹細胞が豊富に含まれています。

造血幹細胞移植はどう行う？

造血幹細胞移植は、造血幹細胞を移植するもの。患者さんの造血幹細胞を健康な造血幹細胞に置き換える

手 順

大量の抗がん剤や放射線で患者さんの体の造血幹細胞を除く

↓

新たな造血幹細胞を移植

↓

正常な血液細胞が増える

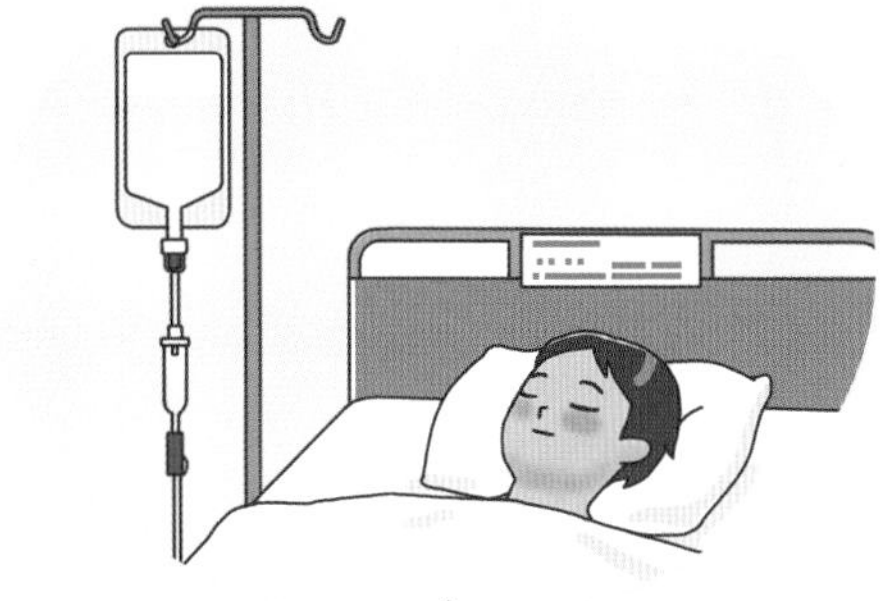

移植に使う造血幹細胞は 3 種類ある

1 骨髄移植
骨髄にある造血幹細胞を移植する

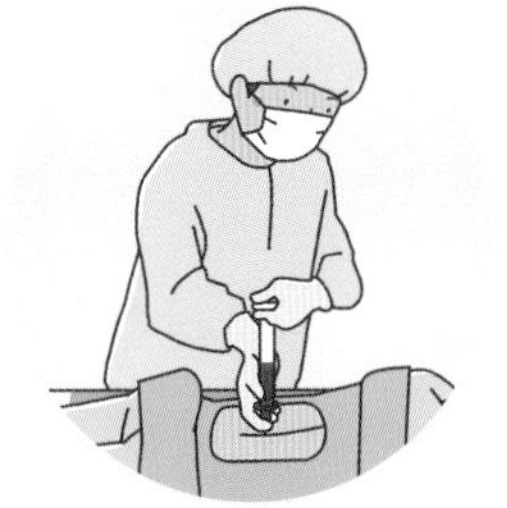

2 末梢血幹細胞移植
薬を投与して血液に造血幹細胞を流れ出させ、血液から造血幹細胞を採取して、移植する

3 臍帯血移植
胎盤や臍帯に含まれる臍帯血から造血幹細胞を採取して移植

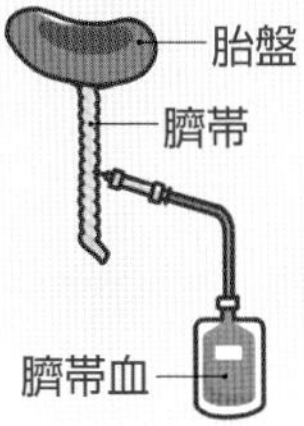

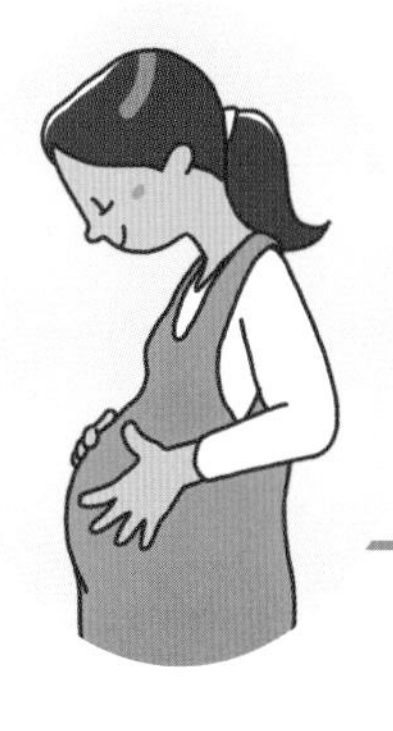

造血幹細胞移植の種類

造血幹細胞移植は、移植に使用する造血幹細胞の種類のほか、造血幹細胞の提供者や前処置の種類によっても、いくつかの種類に分けられます。

このうち提供者は、「他人」か「自分」かの違いによって、「同種造血幹細胞移植（同種移植）」と「自家造血幹細胞移植（自家移植）」に分けられます。

同種造血幹細胞移植は、ドナーと呼ばれる提供者から提供された造血幹細胞を移植する方法です。造血機能を正常に戻すことに加え、移植されたドナーの細胞が体内に残された白血病細胞を攻撃する「移植片対白血病（GVL）効果」も期待できますが、白血球の型であるHLA*（白血球抗原）が、なるべく一致するドナーを選ぶ必要があります。HLAは人それぞれに微妙な違いがあり、免疫システムが「自己」と「非自己」を区別する目印として働いているため、この不一致が多いと、移植したドナー細胞が患者の細胞を異物とみなして攻撃する「移植片対宿主病（GVHD）」が起こる可能性が高くなります。

自家造血幹細胞移植は、患者さん本人の造血幹細胞をがん細胞が減っているときを選んで採取し、移植する方法です。同種造血幹細胞移植と違い、本人の細胞を使うため免疫反応はありませんが、「移植片対白血病（GVL）効果」は期待できません。

また、移植にあたっては、あらかじめがん細胞を減らし、免疫細胞を抑えるための前処置が必要になりますが、前処置には「フル移植」と「ミニ移植」があります。

フル移植は、大量の抗がん剤や強い放射線を使った「骨髄抑制」を行ってから、造血幹細胞を点滴する方法です。これに対して、弱い前処置で移植を行う方法がミニ移植です。体への負担が軽く、高齢者や臓器に障害があるなど、フル移植を選択できない場合にも行えますが、がん細胞が残りやすく、再発のリスクが高くなります。

用語解説　HLA　白血球抗原。細胞の表面にある特殊なタンパク質で、組み合わせ（型）が数万通りある。造血幹細胞移植で、型が合わなければ強い免疫反応が起きやすい。

造血幹細胞移植の種類

同種造血幹細胞移植（同種移植）

ドナーから提供された造血幹細胞を移植。免疫反応が起きるときがある

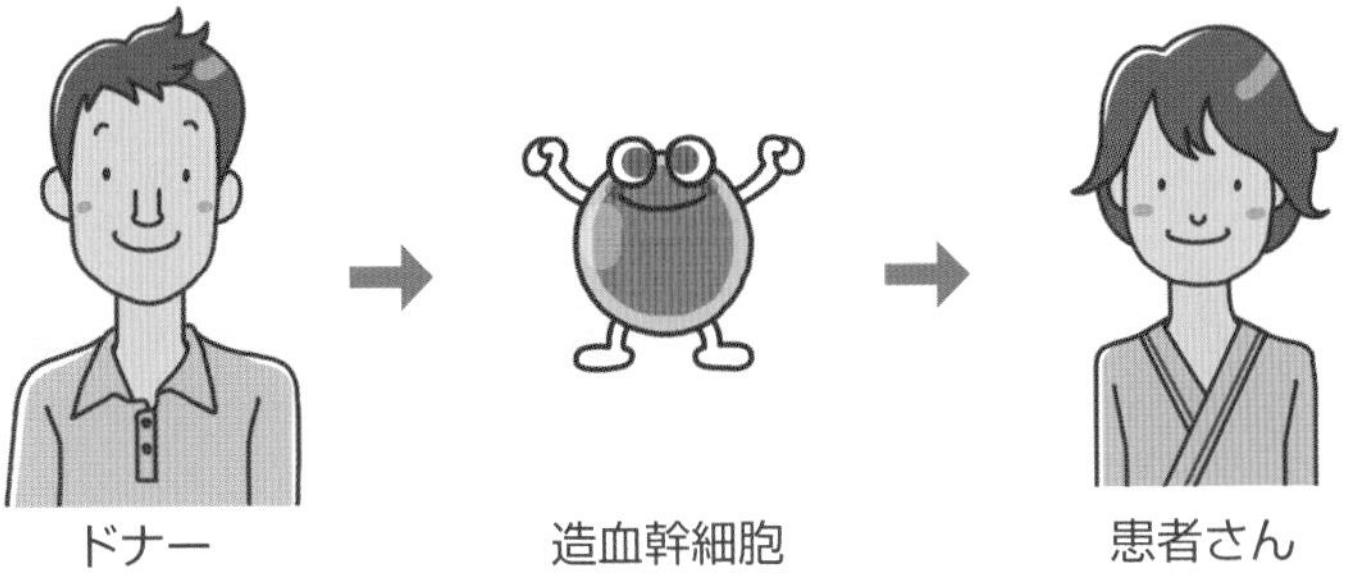

自家造血幹細胞移植（自家移植）

患者さん本人の造血幹細胞をがん細胞が減っているときを選んで採取し、後に移植。免疫反応はない。効果が限定的

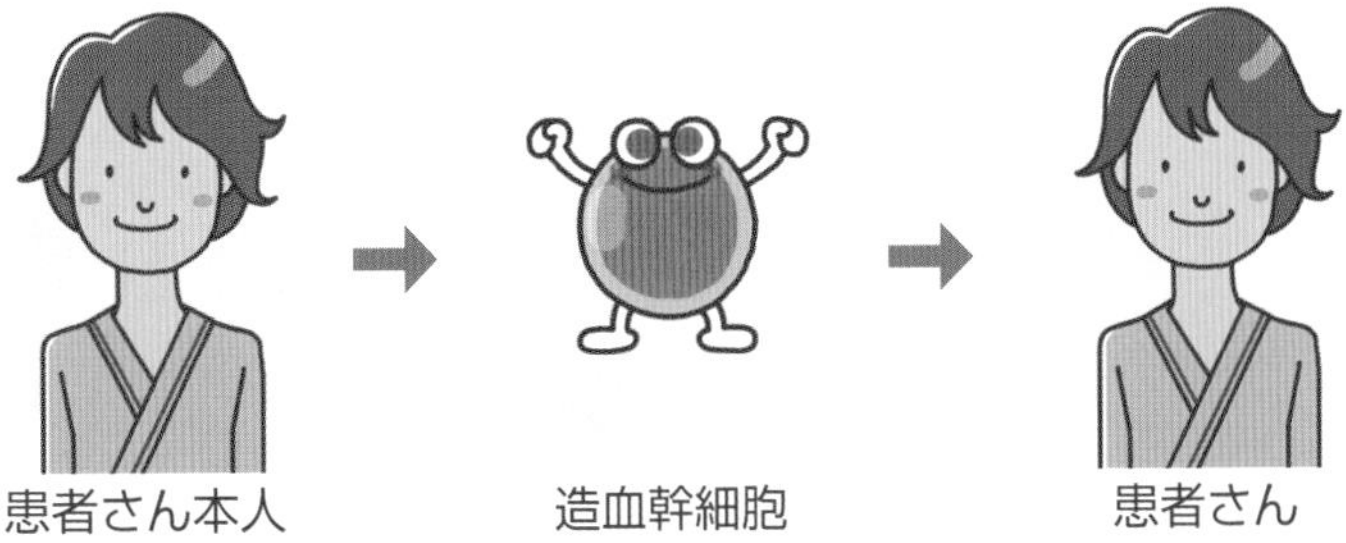

フル移植

強い前処置で血液細胞を減らしてから移植。効果が高いが、体に負担がかかる

ミニ移植

弱い前処置で移植を行う。体への負担が軽く、高齢者や臓器に障害のある人も行いやすい。再発のリスクが高い

骨髄バンクとは

同種造血幹細胞移植は、大量の抗がん剤や全身への放射線の照射といった強力な治療で、白血病細胞を強く抑制してから、他人の造血幹細胞を移植して、血球を回復する治療法ですが、ひとつ大きな問題があります。人の体には、細菌やがん細胞などの異物を見分け、攻撃する免疫システムが備わっていますが、移植されたドナー白血球が患者の細胞を異物とみなして攻撃してしまうことがあるのです。

こうした免疫反応を防ぐためには、HLAの型の一致度が高いドナーから、造血幹細胞の提供を受けることが大切ですが、HLAは兄弟姉妹であれば、適合する確率は高くなるものの、それでも完全に一致する確率は4分の1程度で、血縁関係のない他人では、適合する確率が数百から数万分の一になると言われています。

こうした中、より多くのドナーが見つかるように行われているのが骨髄バンク事業です。現在「日本骨髄バンク」が、「移植に用いる造血幹細胞の適切な提供の推進に関する法律」に基づいて、ドナー登録者の募集活動をはじめ、様々な事業を行っています。

ドナーの登録数は増加傾向にありますが、登録できるのは18歳から54歳までという条件があり、毎年年齢により登録が取り消されるドナーもいるため、より多くの人に、骨髄バンクへの理解と協力が深まることが望まれています。

現在、官公庁や一部の企業などでは「ドナー特別休暇制度」や、一部の自治体では「ドナー助成制度」が導入されているほか、ドナー補償のための「骨髄バンク団体傷害保険」などもあり、ドナーがより提供しやすくなる制度も拡充されています。

なお、骨髄バンクは、ドナーの善意にもとづく制度ですので、提供に対する金銭的な負担はありません。

骨髄バンクはなぜ必要？

造血幹細胞移植には、血清や遺伝子の型などを検査して、HLAの型の一致度の高いドナーから提供を受ける必要がある

ドナーと患者さんが適合する確率は……

兄弟姉妹の場合

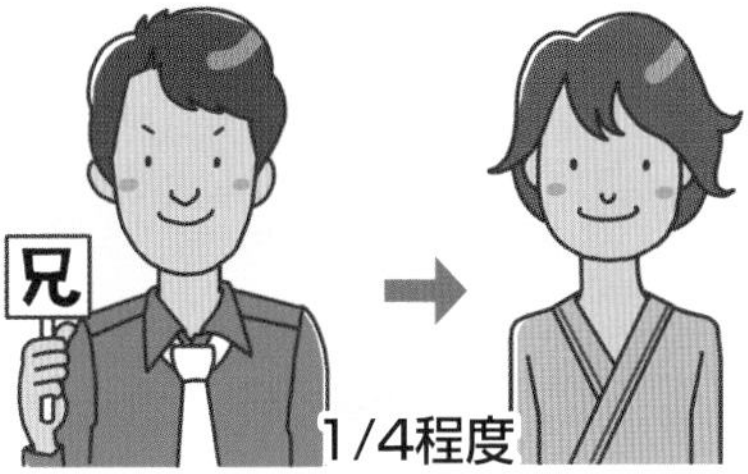
兄
1/4程度

ドナー　患者さん

兄弟姉妹の場合は、適合する確率が高いが1/4程度

非血縁者の場合

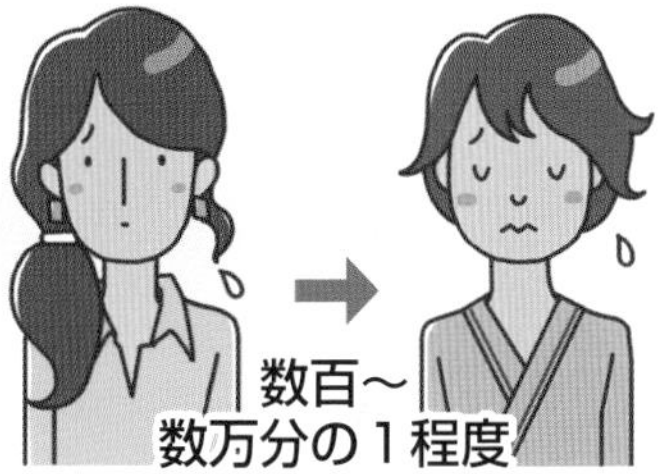
数百～
数万分の１程度

ドナー　患者さん

非血縁者から提供を受ける場合は、数百～数万分の1

そこで、患者さんとドナーのマッチングを行うのが
「日本骨髄バンク」

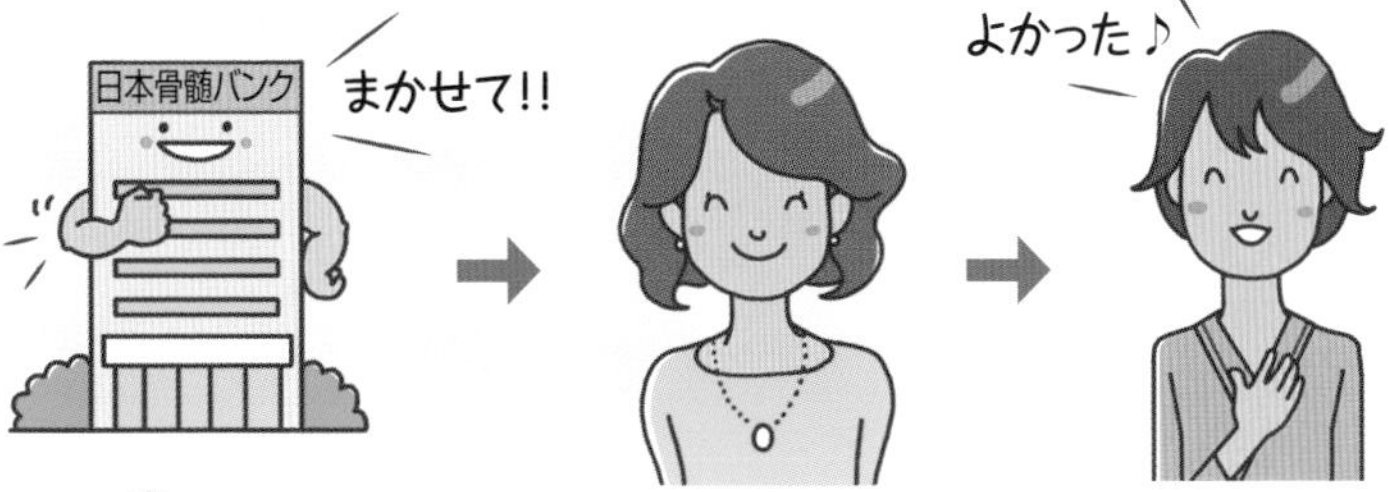
日本骨髄バンク
まかせて!!
よかった♪

ドナー　患者さん

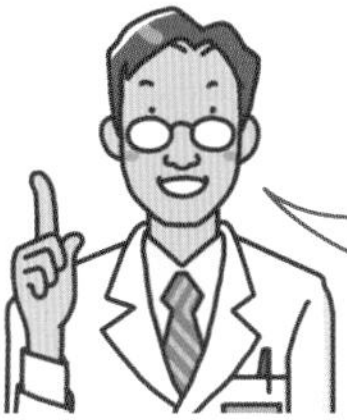

移植を希望する患者さんの9割以上に、少なくとも1名以上のドナーが見つかります

治療の効果を確認する

各種の検査を受ける

血液のがんであると診断されるまでには、様々な検査を受けることになりますが、治療中も治療の効果の確認や、副作用をいちはやく見つけるために様々な検査を受ける必要があります。

どんな検査が行われるかは、治療内容によって異なりますが、ほぼ必ず行われるのが血液検査です。血液成分の増減は、体の状態をよく反映します。白血球や赤血球、血小板の数など、血液のがんでは特に重要な項目のほか、必要に応じて、乳酸脱水素酵素などの項目が調べられます。また、CTやPETといった画像検査もよく行われる検査です。体や臓器の一部に生じた塊である「腫瘤」が、治療前と比べてどのように変化しているか、周囲の臓器の様子などとあわせて確認するために行われます。

また、血液検査で気になる数値があったり、骨髄の状態を調べる必要が生じたりしたときには、骨髄検査が行われます。骨髄検査は、腰部や胸部の骨に針を刺して採取する検査で、体への負担は少し高い検査になりますが、造血機能や腫瘍細胞の有無などが明確になるため、治療効果の確認には欠かせない検査となります。

血液のがんでは、病状が治まって穏やかになる「寛解《かんかい》」と呼ばれる状態になることがよくありますが、「寛解」状態は「根治」とは異なり、再発の可能性があるため、定期的に検査を受け、体の状態を確かめることは重要なことです。医師から検査の指示があったときは、必ずその時期に受けるようにしましょう。また、自分の検査の数値の意味などがわからない場合は、遠慮せずに主治医や医療スタッフに尋ねるようにし、疑問を残さないようにしましょう。

治療効果は検査で確認する

血液のがんの治療中には、効果の確認や副作用を
見つけるために、各種の検査を行う

血液検査

白血球や赤血球、血小板の
数など、血液成分の増減から
体の状態を知る

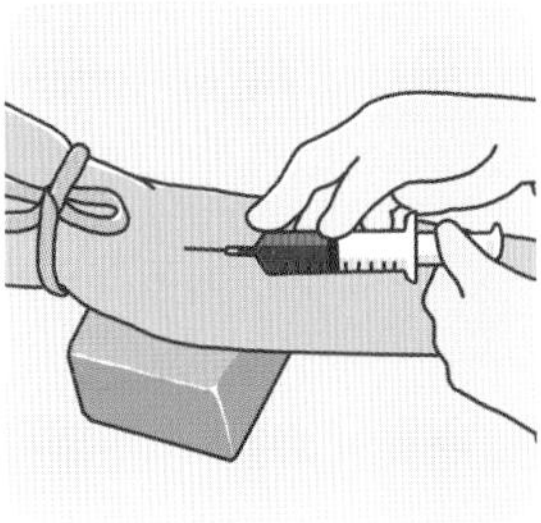

画像検査

CTやPETなどで腫瘤の変化
や、周囲の臓器の様子などを
確認

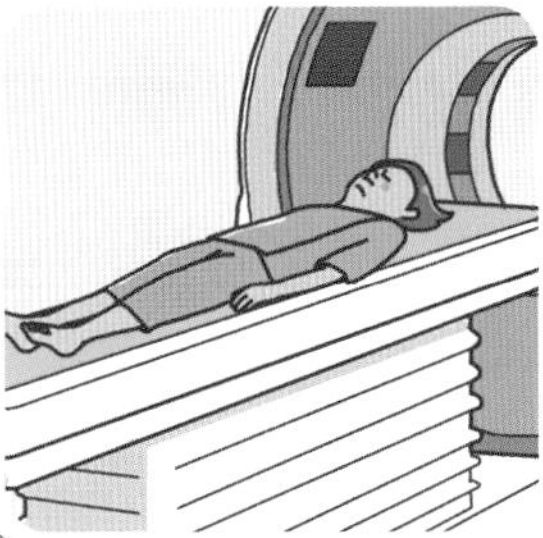

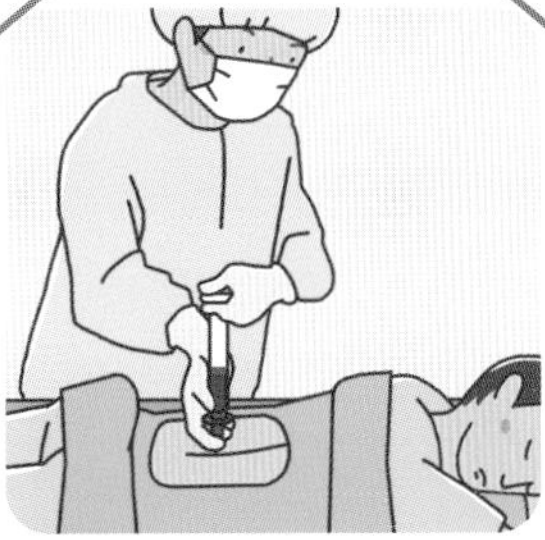

骨髄検査 骨髄の状態を調べる

たとえ検査結果で寛解状態になっても…

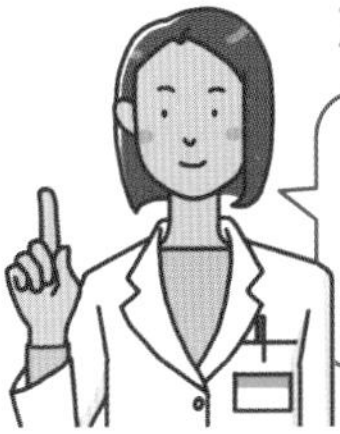

定期的な検査で体の状態を確かめることは重要です。体のなかで変化が起きていることもあるからです。また、検査の数値の意味などについては、主治医や医療スタッフに尋ねましょう

治療による副作用

薬や放射線で副作用が起こる

がんの治療のために、抗がん剤をはじめとする薬や放射線による治療を受けると、多くの場合、副作用が現れます。それは、血液のがんでも同様で、特に効果の強い抗がん剤や放射線を使った治療法では、強い副作用が現れることも珍しくありません。

抗がん剤による副作用は個人差が大きく、薬の種類によっても異なりますが、頻繁に現れる症状としては、吐き気、脱毛、白血球減少があげられます。その他、外見からもわかりやすい副作用としては、皮膚の色の変化、爪が黒くなる、手足の皮膚の乾燥、むくみ、異常な食欲増進による肥満などがあげられます。また、体のだるさ、強い眠気、においに敏感になる、味覚が変わるなど、周囲からはわかりにくい副作用が起こることや、免疫力が低下して、感染症にかかりやすくなることもあります。

薬の中でも、分子標的薬は、特定の分子のみを狙って働きかけるため、抗がん剤に比べると副作用が少ないとされていますが、それでも副作用がないわけではなく、吐き気や嘔吐、下痢、便秘、皮膚障害、かゆみなどが現れることがあり、特に薬剤性肺炎には注意が必要です。

放射線療法による副作用も個人差がありますが、治療中や治療直後に、疲れやすくなったり、気分が悪くなったり、吐き気を感じたり、皮膚や粘膜に炎症が起きたりすることがあります。その他にも、食欲不振、貧血、感染や出血しやすくなるといったことがあげられ、放射線を当てた部位によっても、副作用の現れ方は異なります。副作用のほとんどは、治療が終了すると数週間で回復しますが、中には数年間続くこともあります。

薬や放射線療法による副作用への対応は？

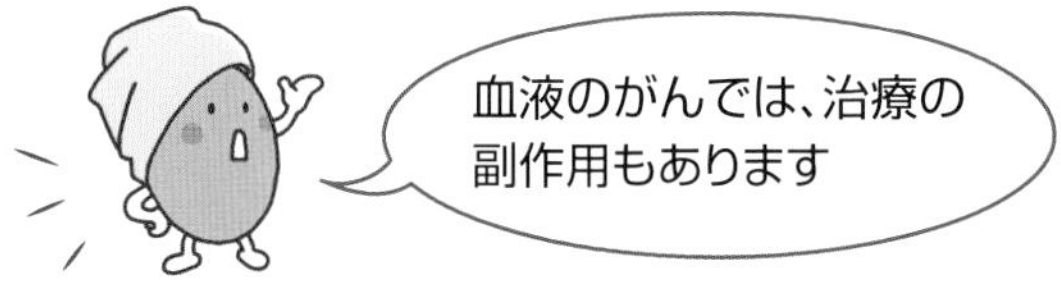

薬で

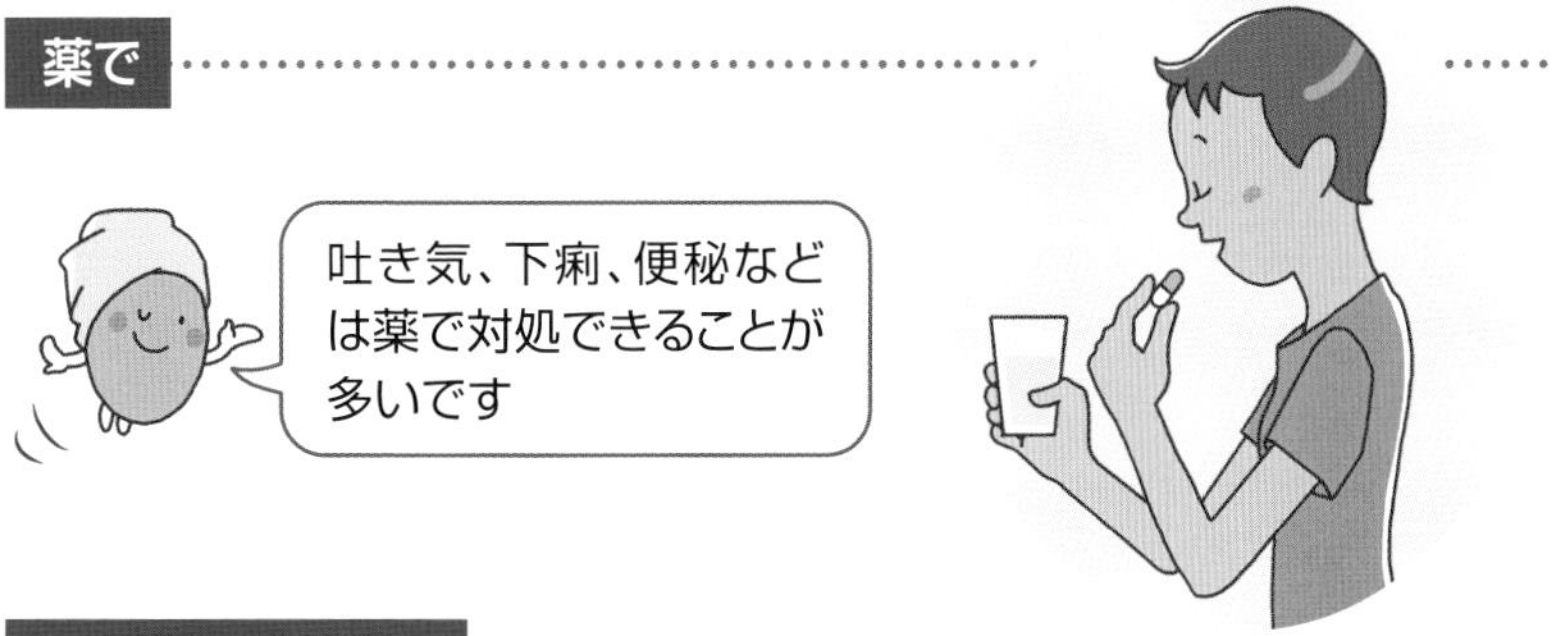
吐き気、下痢、便秘などは薬で対処できることが多いです

マッサージや体操

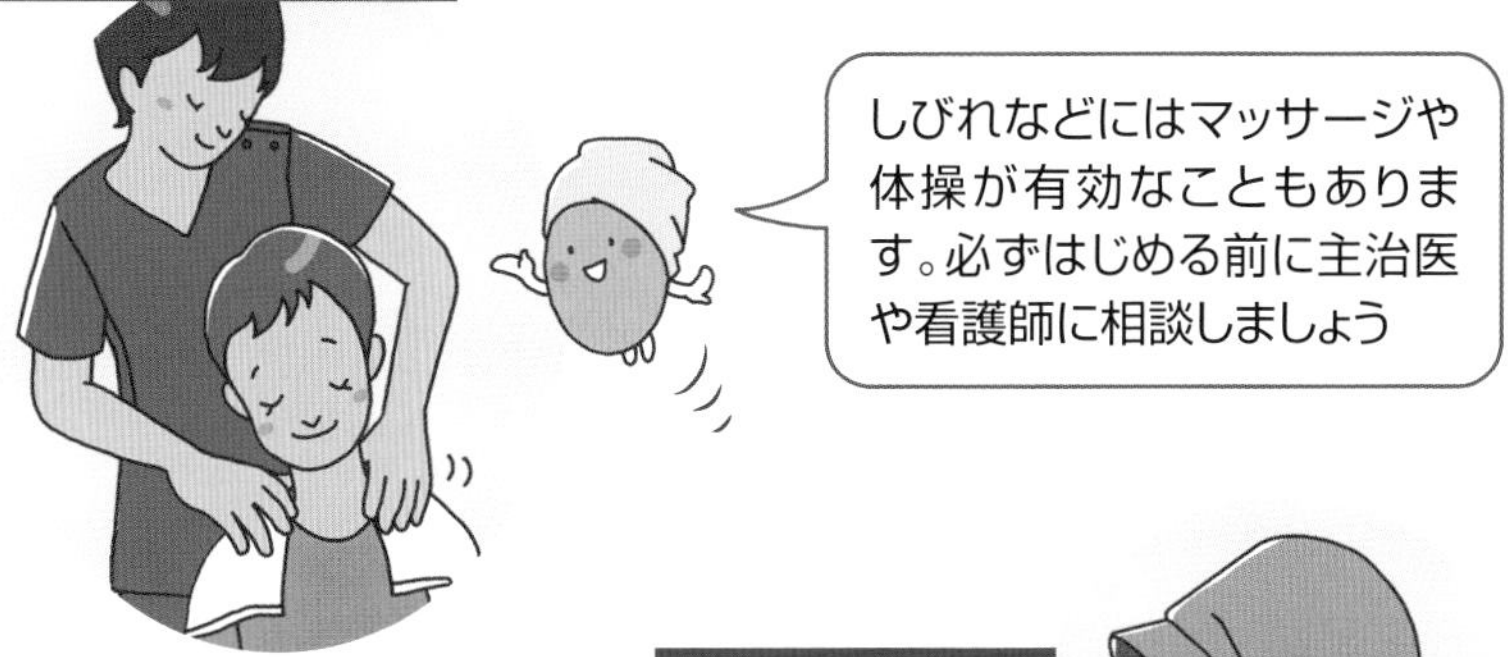
しびれなどにはマッサージや体操が有効なこともあります。必ずはじめる前に主治医や看護師に相談しましょう

帽子やウイッグ

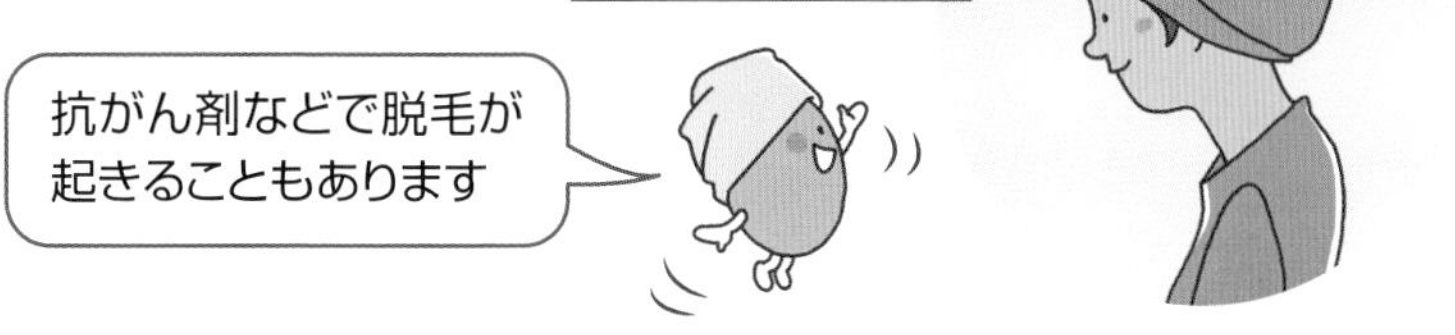
抗がん剤などで脱毛が起きることもあります

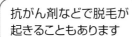

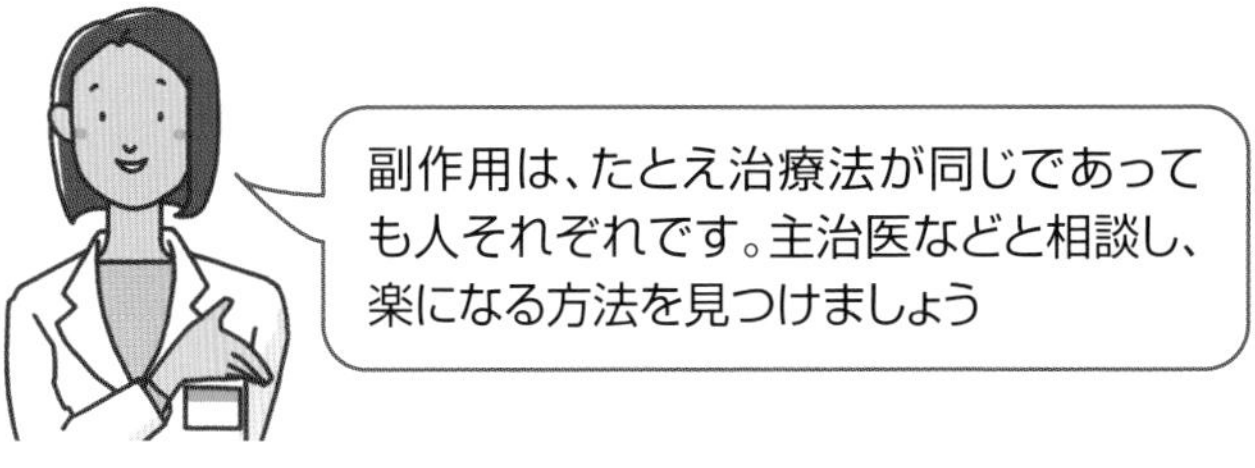

副作用は、たとえ治療法が同じであっても人それぞれです。主治医などと相談し、楽になる方法を見つけましょう

治療の長期的な影響

血液のがんは、治療が長期に渡ることが多い

血液のがんの治療は長期にわたることが多く、治療の負担も重くなりがちです。入院治療が終わって退院した後も、定期的に通院しなければならないこともあります。そうなると、仕事や学校へも影響が生じてくることでしょう。しかし、はやく社会復帰したい気持ちがあったとしても、がんの治療では体力が低下するものです。無理をしないで、体力の回復を待つことも大切です。

血液のがんの特徴として、成人した若者でしばしば発症することがあげられますが、抗がん剤や放射線による治療が、性腺機能に影響を及ぼすことがあります。そのため、治療にあたっては、将来の妊娠を含めた長期的な視野をもち、病気と向き合っていくことが必要になります。

また、血液のがんでは、しばしば子どもがかかるという特徴もあります。

子どもの場合、がんにかかった時期や、治療法、薬の種類や量などにより異なりますが、身長が伸びなかったり、臓器に異常が発生したりすることもあるほか、治療による影響が長期間残ることもあります。

さらに、晩期合併症といって、治療が終了した数カ月から数年後という長期の期間を経た後に、がんそのものや、薬物療法、放射線療法などの治療による影響で合併症が起こることもあります。

このため、小児がん患者が継続してケアを受けられるようにするために、外来で長期のフォローアップが受けられる医療機関や拠点病院があります。がんの治療に当たった医師やがん相談支援センターで紹介してもらうとよいでしょう。

治療が長期にわたる影響への対応は？

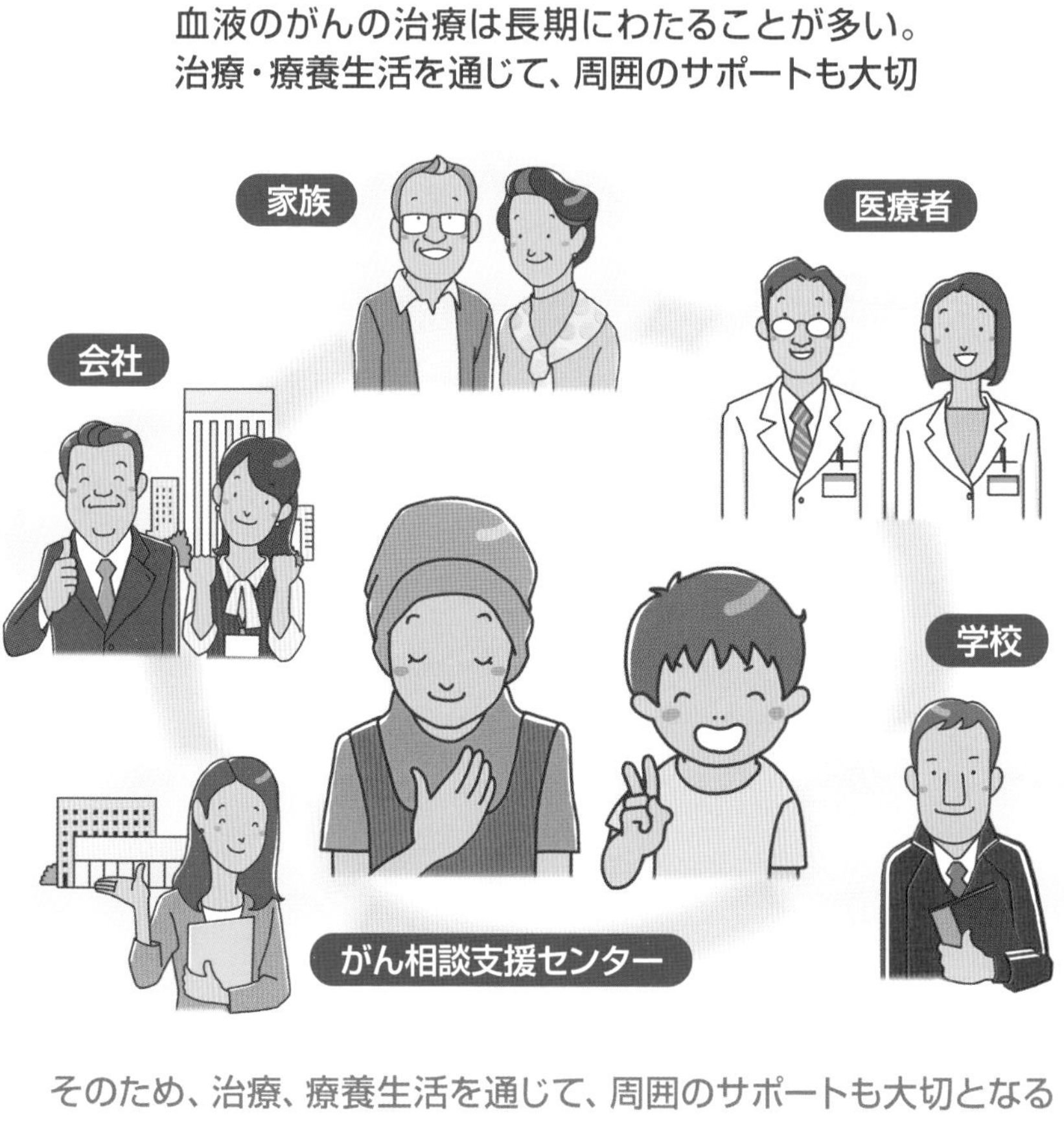
血液のがんの治療は長期にわたることが多い。
治療・療養生活を通じて、周囲のサポートも大切
家族
医療者
会社
学校
がん相談支援センター
そのため、治療、療養生活を通じて、周囲のサポートも大切となる

子どもの主な晩期合併症

①成長障害	低身長、やせ、肥満
②内分泌障害	成長ホルモン分泌障害、不妊、甲状腺障害
③神経障害	運動障害、けいれん、知能障害、認知能力･記憶力･集中力の障害など
④心機能障害	心筋症、不整脈、心不全など
⑤骨・歯の異常	骨密度の低下、歯の欠損
⑥二次がん	二次性脳腫瘍、二次性白血病など

がん相談支援センター

治療や療養に伴う不安や疑問を相談する

がんの治療には、不安や疑問がつきものです。主治医や医療スタッフから説明があっても、理解できなかったり、治療法に迷いが生じたりしても、それは当たり前のことです。

現代はインターネットなどで、様々な情報を手軽に得られるようになりました。それはとても便利なことですが、情報が膨大であるが故に、取捨選択が難しく、何が正しいのかわからなくなったり、かえって不安になったりすることがあります。

そんなときに頼りになるのが、「がん相談支援センター」です。がん相談支援センターは、全国の「がん診療連携拠点病院」や「小児がん拠点病院」「地域がん診療病院」に設置されており、誰もが無料で利用することができる、がん相談の窓口です。

がんに関する情報提供などについて、厚生労働大臣による一定の基準を満たした施設ですので、信頼できる情報を得ることができ、がんに詳しい看護師や、生活全般の相談ができるソーシャルワーカーなどが、がんの診断から治療、療養生活、社会復帰など様々な相談にのってくれます。

また、患者さんだけでなく、家族が相談をすることも可能で、相談内容については、話した人の同意なしに他者に知られることはなく、匿名で相談することもできるので、安心して利用できます。

がんの治療では、多くの患者さんが、悲しみやつらさ、怒り、無力感などに苦しみます。そんなときはぜひ、がん相談支援センターの活用を考えてみましょう。なお、病院によって独自に名称をつけられるため、「がん相談支援センター」という名称にはなっていない場合があります。

がん相談支援センターとは？

誰でも（患者さん、家族など）、無料で、
どんなことでも相談できる窓口

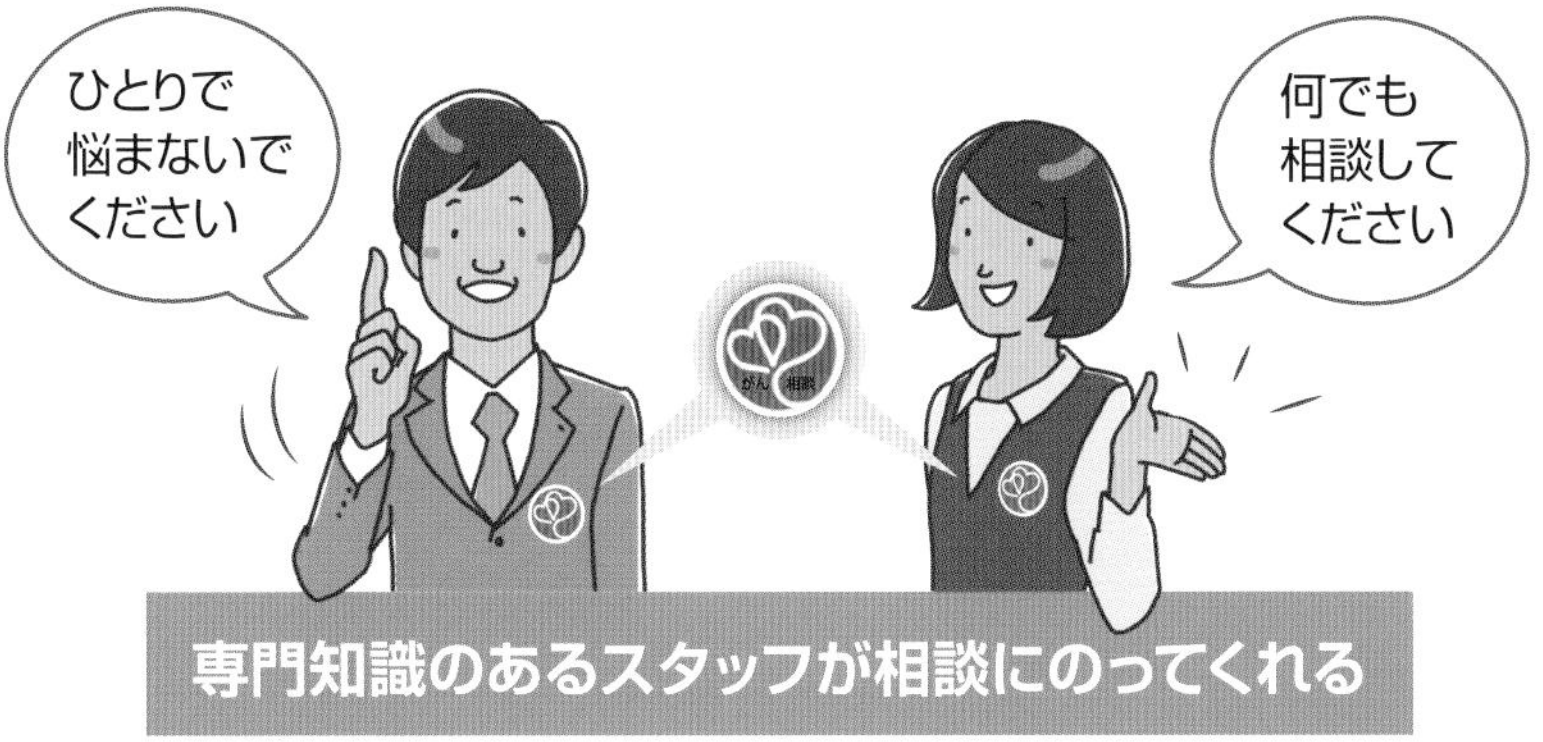
ひとりで
悩まないで
ください
何でも
相談して
ください
がん 相談
専門知識のあるスタッフが相談にのってくれる

〈治療について〉

- 自分のがんの「標準治療」は?
- がんについて詳しく知りたい
- セカンドオピニオンを受けたい
- 副作用や合併症について知りたい

〈療養生活・緩和ケアなど〉

- 自宅で療養したい
- 地域で緩和ケアを受けたい

〈その他〉

- がん検診を受けたいが、どこで?
- 「大きな病院で検査を」と言われたが、どこに行けばいい?
- 治療や療養に関する制度について知りたい
- 治療や療養にかかるお金について相談したい

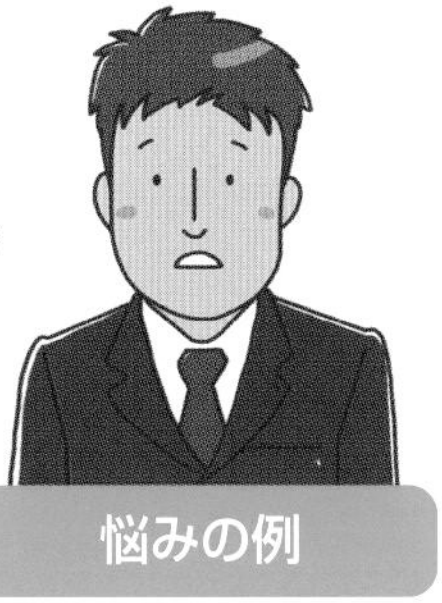
悩みの例

〈医療者とのコミュニケーションについて〉

- 医師や医療スタッフにどう質問すればいい?
- 説明がよくわからなかった

〈周りの人との関わり〉

- 家族に伝えにくいことがある
- 家族といるのがつらい
- 職場や学校をどうしたらよいのかわからない
- 患者さんが情緒不安定になっている
- 患者さんが病状を伝えてくれない
- 患者さんが治療を拒否したり、仕事を優先する

医療費控除と高額療養費制度

血液のがんに限らず、がんの治療では医療費が高額になりがちです。国民皆保険の日本では、誰もが国民健康保険などの公的医療保険に加入していますので、医療費の全額を自己負担することにはなりませんが、入院が長引いたり、高額な薬を使用したりしていれば、経済的な負担は重くなります。

こうした医療費の重い負担を軽減するために、公的な制度として「医療費控除」と「高額療養費制度」が設けられています。

医療費控除は、1年間に自分や家族が一定の額以上の医療費を支払ったとき、確定申告をすることで、所得税の還付を受けることができる制度です。

高額療養費制度は、同一月（1日から月末まで）に「自己負担限度額」として定められた金額以上の医療費を支払ったとき、超えた分が払い戻される制度です。

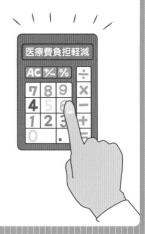

加入している医療保険制度にもよりますが、高額療養費制度は、先に医療費を支払ってから、申請をして払い戻しを受けるしくみのため、一時的に医療費の負担が重くなります。そのため、医療費が高額になることがわかっている場合は、あらかじめ自分が加入している医療保険に申請をして「限度額適用認定証」を取得し、病院の窓口に提示すれば、病院での支払いが医療費の自己負担限度額までで済むようになります。なお、高額療養費制度の自己負担限度額は所得や年齢により異なります。

第4章

各種の白血病の治療

白血病には様々な種類がありま
す。それぞれの症状に合わせて
治療法も異なりますので、治療
法や使う薬、移植など詳しく説
明していきます。

急性(骨髄性・リンパ性)白血病の治療

抗がん剤での治療を中心に完全寛解を目指す

急性白血病は、骨髄性・リンパ性とも進行がはやいのが特徴です。そのため、確定診断後はすぐに治療をスタートします。急性白血病の治療では、体の中にある白血病細胞を根絶して、正常な血液細胞を回復させるために、強力な薬物療法が行われます。

具体的には、まず寛解導入療法を行って完全寛解を目指します。完全寛解とは、完全に病気が治ったわけではないものの、血球数が正常値になり、白血病細胞の臓器浸潤が見つからないような状態になることを言います。寛解導入療法は、入院をして薬物療法を集中的に行い、白血病細胞を一気に減らします。一般的には多剤併用療法と言って、2種類以上の抗がん剤を一緒に使い、強力な治療が行われますので、正常な白血球や赤血球、血小板なども低下してしまいます。そのため、輸血で補ったり、感染症対策をしっかり行ったりする必要があります。

完全寛解の状態は、病気の治癒への第一歩となりますが、この段階では、まだ白血病細胞が体内に潜んでいるため、そのまま放っておけば、再発の可能性が高い状態です。そこで、生き残った白血病細胞を消滅させるために、再び強力な薬物療法を行います。これを寛解後療法（地固め療法）と言います。

通常、この寛解後療法が何回か繰り返し行われます。そうして、再発の兆候がないことが確かめられたら、経過観察となり、通院で定期検査を受けることになります。また、完全寛解の状態を維持するため、定期的に抗がん剤の投与が続けられることもあります。

なお、完全寛解が得られない場合や、治りにくいタイプの場合は、造血幹細胞移植が検討されます。

急性白血病の治療の流れ

急性白血病は、病名が確定するとすぐに治療をスタート。治療の中心は抗がん剤を使った薬物療法

急性白血病と診断

↓

寛解導入療法

入院して強い抗がん剤により集中治療を行い、白血病細胞を一気に減らす

↓

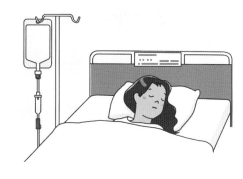

完全寛解

血液検査や骨髄検査などで白血病細胞が見つからない

寛解とは
体に悪影響がない程度までがん細胞が減っている状態。「完治」ではない

↓

寛解後療法(地固め療法)

さらに抗がん剤を使い、白血病細胞が悪さをしないよう抑え、限りなくゼロに近づける。再発の兆候がなくなるまで、何回か繰り返す

↓

強化・維持療法など

通院で、定期検査を受ける。完全寛解の状態を維持するため、定期的に抗がん剤の投与も続ける

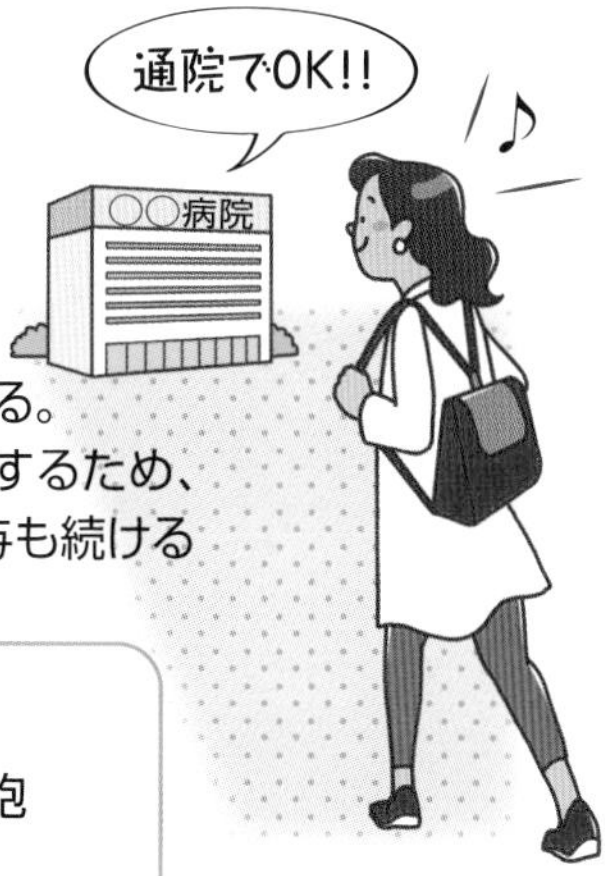

完全寛解が得られない場合
抗がん剤で治りにくいタイプは造血幹細胞移植(同種造血幹細胞移植)を検討

寛解導入療法

急性白血病の寛解導入療法は、通常、強力な抗がん剤を組み合わせて行われます（106頁参照）。点滴で投与される場合もあれば、内服で投与される場合もありますが、白血病細胞が脳や脊髄の中枢神経まで浸潤している場合には、点滴や内服では抗がん剤が届きにくいため、背中から細い針や管を刺して、髄腔*に直接薬を入れる「髄腔内注射《ずいくうないちゅうしゃ》（髄注）」が行われます。急性白血病は、大きく急性骨髄性白血病と急性リンパ性白血病の2つに分かれますが、それぞれ寛解導入療法で使われる薬の種類や量、組み合わせ、治療期間などが異なります。

急性骨髄性白血病の場合は、2種類の抗がん剤を組み合わせた強力な薬物療法が中心となります。入院期間は通常1カ月程度で、治療開始の早い時期から、正常な赤血球、白血球、血小板などが減少するため、必要に応じて輸血を行ったり、抗菌薬などで感染症を予防したりすることが必要になります。

急性リンパ性白血病の場合も、抗がん剤による強力な薬物療法が中心で、入院期間はやはり1カ月程度です。5種類程度の抗がん剤を組み合わせることが多いですが、フィラデルフィア染色体がみられるタイプの場合は、分子標的薬（106頁参照）も積極的に使われます。副作用としては、白血球などの正常な血液細胞が減少することがあげられますが、ある程度まで白血球が減ってしまった場合は、白血球が作られることを助ける「G-CSF製剤」が注射か点滴によって投与されます。また、必要に応じて、赤血球の輸血や血小板の輸血が行われるほか、感染症の予防や治療のために、抗菌薬が使われます。

なお、患者さんが65歳以上の場合は、全身の状態や合併症の有無などを考慮したうえで、強力な薬物療法を行うことが可能かどうか検討されます。

用語解説　髄腔　脳や脊髄を覆う膜（髄膜）の中の、液体（髄液）で満たされた空間。

寛解導入療法は複数の薬を組み合わせて行われる

薬は点滴、内服、髄腔内注射で投与

「髄腔内注射（髄注）とは」
背中から細い針や管を刺し、
髄腔に直接薬を入れる

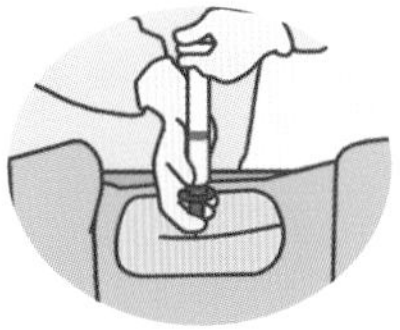

急性骨髄性白血病の寛解導入療法

2種類の強力な抗がん剤を組み合わせる

投与期間は
1週間〜10日ほど

強力な抗がん剤の副作用
によりに白血球などの血液細胞も減少する

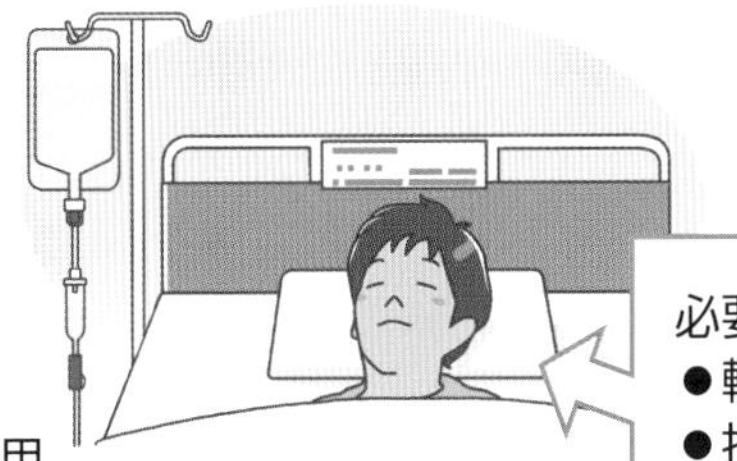

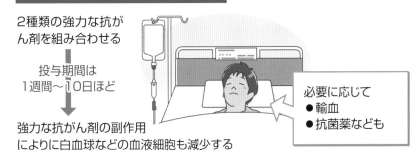

必要に応じて
● 輸血
● 抗菌薬なども

急性リンパ性白血病の寛解導入療法

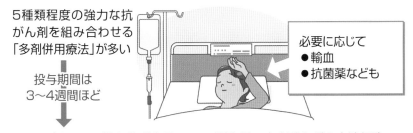

5種類程度の強力な抗がん剤を組み合わせる
「多剤併用療法」が多い

投与期間は
3〜4週間ほど

必要に応じて
● 輸血
● 抗菌薬なども

フィラデルフィア染色体がある場合は、抗がん剤と分子標的薬を組み合わせる

副作用で白血球などの血液細胞が減少した場合は、「G−CSF製剤」を投与

65歳以上の高齢者では、全身状態や合併症の有無などをみて強力な治療が可能か検討する

寛解後療法

寛解導入療法で完全寛解が得られると、骨髄や血液の中に白血病細胞はほとんど認められなくなりますが、それでもまだ残っているため、寛解後療法を行い、白血病細胞をさらに減らしていきます。

急性骨髄性白血病の場合は、地固め療法を3～4回繰り返して行われるのが一般的です。寛解導入療法でも使用した抗がん剤を使いつつ、寛解導入療法では使用しなかった薬も加えるといった工夫が行われます。また、1回あたり通常の20～30倍の「シタラビン」という抗がん剤を1日2回、4～5日間投与する大量シタラビン治療法もあります。

寛解後療法が終了し、再発の兆候がないことが確かめられれば、通院で経過観察を受けます。

急性リンパ性白血病でも完全寛解が得られると、寛解後療法として、地固め療法と維持療法が行われます。

地固め療養は、完全寛解後に行う薬物療法で、急性リンパ性白血病の場合は寛解導入療法で使用した抗がん剤以外の抗がん剤を積極的に使用して数カ月行われます。このとき、急性リンパ性白血病は、脳や脊髄の中枢神経に白血病細胞が浸潤しやすいため、予防のために「髄腔内注射」を行うことが一般的です。地固め療法で白血病細胞をさらに減少させた後は、完全寛解の維持のために維持療法が行われ、少量の抗がん剤を1～2年間用いるのが一般的です。

維持療法が終了した後は、経過観察として1～2カ月に1回の血液検査と半年～1年に1回の骨髄検査が続けられます。急性白血病は、完全寛解の後も再発することがあるため、注意が必要です。

なお、こうした薬物療法以外にも、再発予防などのために、造血幹細胞移植が検討されることもあります。

寛解が得られた後の治療法

急性骨髄性白血病の寛解後療法

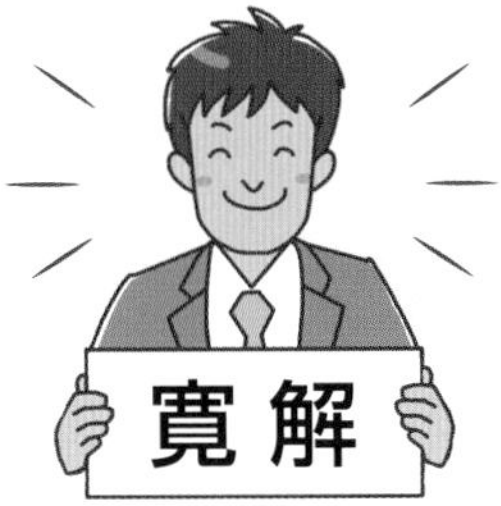

寛解後療法

- 複数の抗がん剤を使う地固め療法
- 地固め療法を3～4回繰り返し、白血病細胞の根絶を目指す

↓

通院で経過観察

- 血液検査を1～2カ月ごと
- 骨髄検査を半年～1年に1回

急性リンパ性白血病の寛解後療法

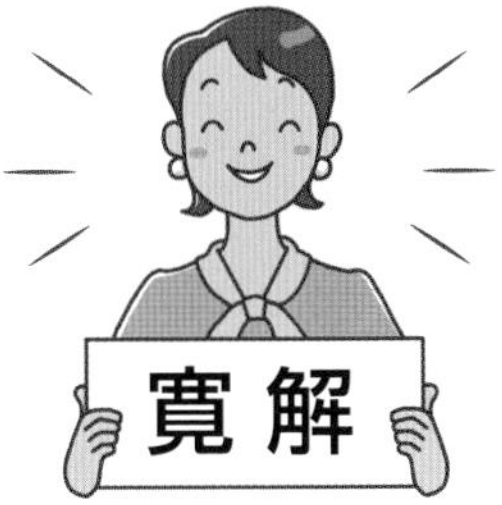

寛解後療法

- 地固め療法を数回行う
- 抗がん剤の髄腔内注射も行う

↓

維持療法

- 通院で少量の抗がん剤の投与
- 1～2年程度

→

経過観察

- 血液検査を1～2カ月ごと
- 骨髄検査を半年～1年に1回

造血幹細胞移植（同種造血幹細胞移植）	完全寛解が得られないなど経過が悪いとき、完全寛解に入っているものの再発する危険性が高そうなとき、再発したときなどは、造血幹細胞移植を検討する

急性白血病で使われる薬

急性白血病で使われる薬は、抗がん剤が中心となります。抗がん剤には様々な種類があり、その作用も異なりますが、大まかに分けると、「白血病細胞を死滅させるもの」と、「白血病細胞の増殖を抑えるもの」があります。

主な薬は次頁にあるとおりですが、急性白血病の治療では、まず白血病細胞を集中して減らすために、複数の抗がん剤を組み合わせて使うことが一般的で、ステロイドが併用されることもあります。

使用される薬は病気の種類によって異なりますが、急性骨髄性白血病では、「ゲムツズマブオゾガマイシン」という抗体医薬が使われることもあります。これは、骨髄性白血病細胞の表面に現れるCD33という抗原にだけ結合し、がん細胞を破壊する薬です。

また、急性骨髄性白血病の中でも、「急性前骨髄球性白血病」では、ビタミンAの誘導体である「オールトランス型レチノイン酸」が使われます。白血病細胞の分化・成熟を促し、抗がん剤と一緒に使われることで高い効果が期待できます。

急性リンパ性白血病の場合も、抗がん剤が多種使われることになりますが、フィラデルフィア染色体がある場合は、分子標的薬も使われます。

また、こうした白血病細胞に直接的に働きかける薬のほか、生活の質の改善や副作用の軽減を目的とした「支持療法」で使われる薬もあります。

急性白血病は、骨髄性でもリンパ性でも、どちらも強力な抗がん剤治療が行われる影響で、感染症にかかりやすくなります。そのため、抗菌薬が使われます。

また、貧血や血小板の不足を補うために血液製剤や、治療に伴う痛みや吐き気、食欲不振、体のだるさ、気分の落ち込みなどを軽減するための薬が使われることもあります。

急性白血病に使う主な薬

抗がん剤

（凡例）骨髄性　リンパ性

薬品名	投与方法	主に使用する急性白血病
代謝拮抗薬		
シタラビン	静脈注射・点滴静注	骨髄性　リンパ性
エノシタビン	点滴静注	骨髄性
シタラビンオクホスファート	内服	骨髄性
メルカプトプリン	内服	骨髄性　リンパ性
メトトレキサート	点滴静注・内服	リンパ性
抗腫瘍抗生物質		
ダウノルビシン	静脈注射・点滴静注	骨髄性　リンパ性
イダルビシン	静脈注射・点滴静注	骨髄性
ミトキサントロン	静脈注射・点滴静注	骨髄性　リンパ性
ドキソルビシン	静脈注射・点滴静注	リンパ性
アクラルビシン	静脈注射・点滴静注	骨髄性
アルカロイド		
ビンクリスチン	静脈注射	骨髄性　リンパ性
エトポシド	点滴静注・内服	骨髄性　リンパ性
ビンデシン	静脈注射	骨髄性　リンパ性
アルキル化薬		
シクロホスファミド	静脈注射・点滴静注	リンパ性
その他		
L-アスパラギナーゼ	点滴静注	リンパ性

分子標的薬

- **トレチノイン**
  白血病細胞の成熟を促す。急性前骨髄球性白血病に使う
- **イマチニブ**
  フィラデルフィア染色体の働きを邪魔して白血病細胞を減らす。フィラデルフィア染色体陽性の急性リンパ性白血病に使う
- **ダサチニブ**
  フィラデルフィア染色体の働きを邪魔して白血病細胞を減らす。フィラデルフィア染色体陽性の急性リンパ性白血病に使う

抗体医薬

- **ゲムツズマブオゾガマイシン**
  白血病細胞を破壊する。急性骨髄性白血病に使う

慢性骨髄性白血病の治療

治療の中心は分子標的薬

慢性骨髄性白血病は、慢性期、移行期、急性転化期と病期が分けられ、病期によって治療内容が異なりますが、治療の中心となるのは「チロシンキナーゼ阻害薬」という分子標的薬です。このチロシンキナーゼ阻害薬の登場により、慢性骨髄性白血病の治療成績は格段に向上しました。慢性期の治療は分子標的薬が中心で、慢性期を長期間維持させるために、次頁に掲載した5種類のチロシンキナーゼ阻害薬の中から、患者さんに合わせた薬が使用されます。

次頁に掲載したとおり、治療の効果をみていき、効果が得られれば、投与された分子標的薬が継続して使用されますが、効果が得られないこともあります。また、副作用のために使用することが難しかったり、投与しているうちにだんだんと薬が効かなくなる「薬剤耐性」が現れたりすることもあり、こうした場合には、別の分子標的薬の使用や造血幹細胞移植、抗がん剤の使用やインターフェロンの使用といったことが検討されます。

確定診断が行われた時点で移行期だった場合は、基本的には慢性期と同じ治療を行いますが、移行期に入ると急性転化期に進みやすいこともあり、慢性期よりも慎重に経過観察が行われます。また、治療中に移行期へと進行した場合は、分子標的薬の種類の変更や、造血幹細胞移植が検討されます。

急性転化期の場合は、分子標的薬の投与量を増やす、あるいは種類を変更するとともに、抗がん剤による治療も行われます。これにより完全寛解が得られれば、造血幹細胞移植が積極的に検討され、寛解を得られなくても、造血幹細胞移植が実施されることもあります。

慢性骨髄性白血病の治療

慢性期 ●分子標的薬で白血病細胞を減らす

分子標的薬の種類（チロシンキナーゼ阻害薬）

イマチニブ、ダサチニブ、ニロチニブ、ボスチニブ、ポナチニブ
白血病の原因となるタンパク質の働きを抑える

↓

移行期
- 分子標的薬で白血病細胞を減らす
- 慢性期に使っていたものと違う分子標的薬
- 造血幹細胞移植も検討

↓

急性転化期
- 分子標的薬を多く投与し、白血病細胞を減らす
- 抗がん剤を使った治療
- 寛解が得られたら造血幹細胞移植も

慢性白血病の治療効果とは

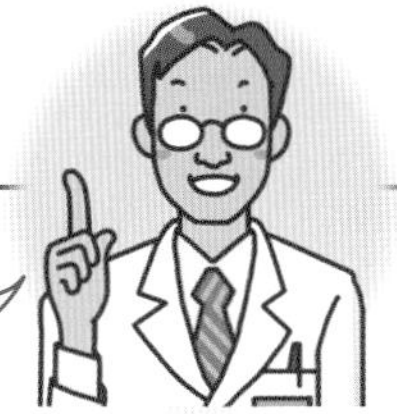

血液学的奏効→細胞遺伝学的奏効→分子遺伝学的奏効の順に効果が得られます

血液学的奏効
血液検査で白血球数が正常化。赤血球、血小板も正常に近づく

細胞遺伝学的奏効
骨髄検査でフィラデルフィア染色体をもっている細胞（白血病細胞）が35%以下になる
1〜35%→細胞遺伝学的部分奏効
検出されないほど減少→細胞遺伝学的完全奏効

分子遺伝学的奏効
骨髄検査か血液検査でBCR-ABL融合遺伝子をもつ細胞の割合が減る。
0.1%以下→分子遺伝学的大奏効
検出されないほど減少→分子遺伝学的深奏効

慢性リンパ性白血病の治療

治療は症状を目安にスタートする

慢性リンパ性白血病は、病気がゆっくりと進行するため、症状がなく、初期の段階では積極的な治療が行われず、経過観察のみが行われます。

治療を開始するタイミングは、病気の進行度、症状、血液検査の結果などから総合的に判断されます。体重の減少、全身の強い倦怠感、2週間以上の発熱、大量の寝汗といった全身症状のほか、リンパ球の急速な増加、貧血や血小板減少、脾臓やリンパ節の腫れといった症状が、治療開始の目安となります。

治療の中心は薬物療法です。抗がん剤や分子標的薬が単剤で使用されるか、複数組み合わせる多剤併用療法が行われます。

慢性リンパ性白血病の場合、一般的に完全に治癒することは難しいものの、長期間にわたって病気の勢いをコントロールすることができ、患者さんに高齢者が多いということもあって、従来、薬物療法は病気の勢いをコントロールする目的で行われてきました。しかし、高い治療効果を期待できる、「フルダラビン」という抗がん剤や、「イブルチニブ」という分子標的薬が登場したことで、最近は薬物療法がより積極的な治療目的で行われることもあります。

慢性リンパ性白血病では、染色体異常がよく見られますが、17番染色体の一部がかけていると、薬物療法の効果が期待しにくいことが知られています。また、薬物療法による反応が悪い場合などは、造血幹細胞移植が検討されます。

この他、必要に応じて、脾臓やリンパ節が腫れたときの対症療法として放射線による治療が行われるほか、免疫力の低下に伴い、感染症を繰り返す場合には、予防や治療のために対策がなされます。

慢性リンパ性白血病の治療開始は？

初期は、病気の進行が緩やかで症状もほとんどないので、経過観察のみ。病状が進んでから、治療をスタートする

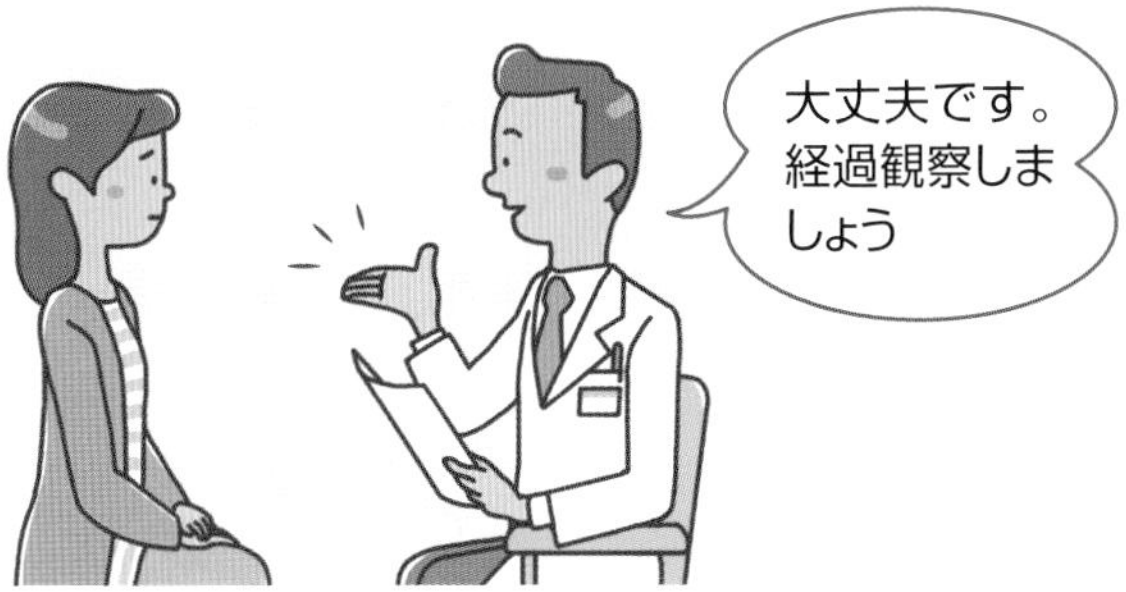
大丈夫です。
経過観察しましょう

しかし、慎重な経過観察の中、病状が変化…。

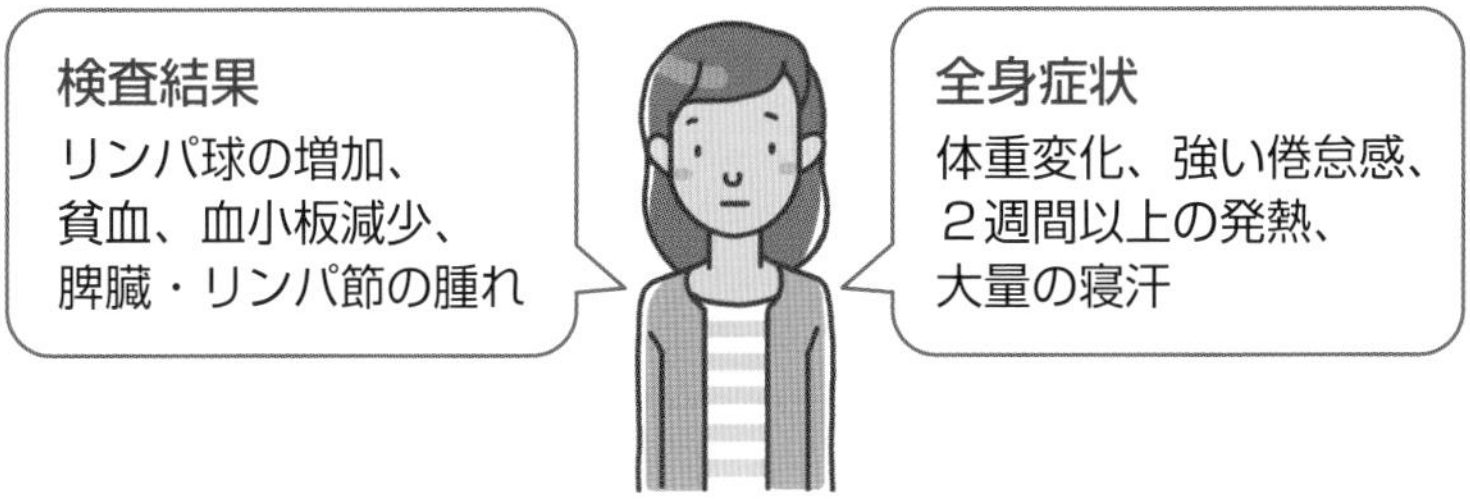
検査結果
リンパ球の増加、
貧血、血小板減少、
脾臓・リンパ節の腫れ
全身症状
体重変化、強い倦怠感、
２週間以上の発熱、
大量の寝汗

これらを総合的に判断して…。

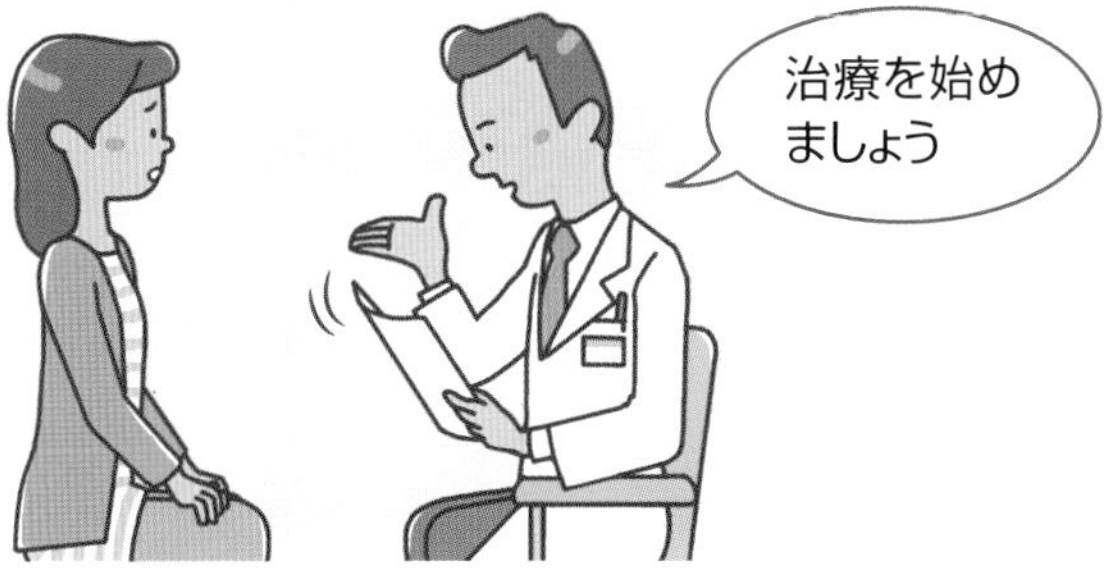
治療を始めましょう

治療は薬物療法を中心に

小児の白血病の治療

小児の急性リンパ性白血病の治療

小児の急性リンパ性白血病の治療も、成人の急性リンパ性白血病の治療と同様に薬物療法が中心となります。寛解導入療法、強化療法、維持療法の３段階で行われ、数種類の薬が使用される多剤併用療法で行われます。

寛解導入療法では、白血病細胞を減らし、症状を軽減するために、複数の抗がん剤を組み合わせた強力な薬物療法が、入院によって行われます。これにより、全身に広がっている白血病細胞に薬を行き届かせますが、中枢神経には薬が届きにくいため、腰から髄腔内注射が行われます。

寛解導入療法によって、薬が効果を発揮すれば、治療開始から3~5週間で完全寛解を得ることができます。病気のタイプにもよりますが、95%程度で完全寛解が得られます。

完全寛解が得られたら、引き続き入院しながら強化療法を受け、さらに白血病細胞を減らしていきます。強化療法では、寛解導入療法で使った抗がん剤とは、別の組み合わせの抗がん剤が投与されます。また、寛解導入療法と同様に、髄腔内注射が行われることもあります。強化療法を数回から10回程度受け、完全寛解が維持されていれば、退院をして、その後は通院で維持療法を受けることになります。白血病細胞の根絶と再発の予防を目的に1~2年続けます。

小児の急性リンパ性白血病は、多くの場合、薬物療法によって治癒が望めますが、染色体異常や遺伝子異常があったり、薬物療法の効果が悪かったり、再発のリスクが高かったりする場合には、造血幹細胞移植が検討されます。

小児の急性リンパ性白血病の流れ

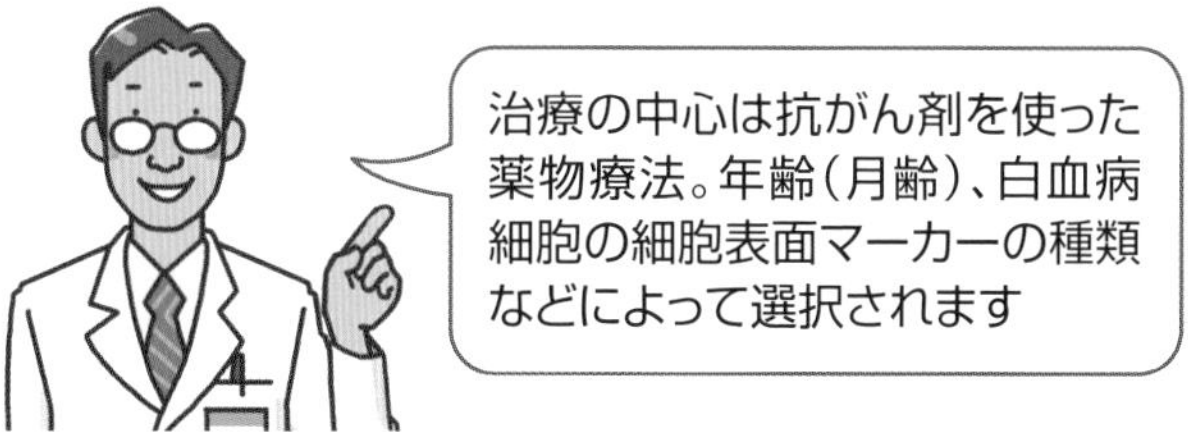
治療の中心は抗がん剤を使った薬物療法。年齢（月齢）、白血病細胞の細胞表面マーカーの種類などによって選択されます

急性リンパ性白血病と診断

↓

寛解導入療法（3～5週間）

入院して、複数の抗がん剤を組み合わせた集中治療で、白血病細胞を一気に減らす。白血病細胞が中枢神経に浸潤しやすいので、髄腔内注射を行う

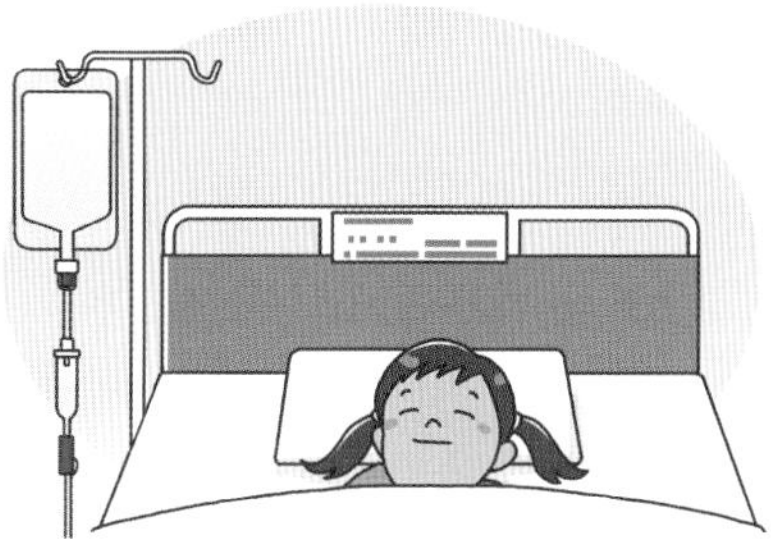

↓

完全寛解

↓

強化療法

強化療法として寛解導入療法で使った抗がん剤とは別の組み合わせで投与。寛解導入療法と強化療法を何回か繰り返す

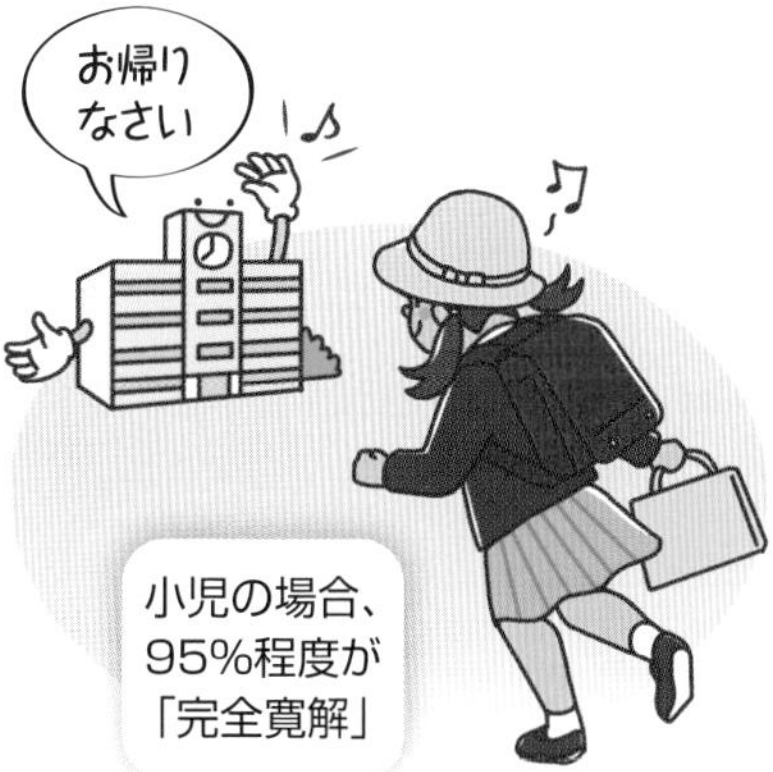
お帰りなさい
小児の場合、95%程度が「完全寛解」

↓

維持療法

通院で治療を継続する。学校生活などは送れる。治療は、全期間で最低2年は行うことが勧められている

小児の急性骨髄性白血病の治療

小児の急性骨髄性白血病の治療も、抗がん剤による薬物療法が中心です。寛解導入療法、強化療法の順に2段階で行われ、急性リンパ性白血病で行われる維持療法は行われません。

寛解導入療法は、血液中や骨髄中の白血病細胞を減らすために、複数の抗がん剤を組み合わせて行われます。年齢や発症時の白血球数などで、使用する薬の組み合わせを変えることがありますが、通常、アントラサイクリン系の薬剤が3日間、「シタラビン」という抗がん剤が7〜10日間使われます。

寛解導入療法の終了後は、さらに白血病細胞を減らすために、強化療法が行われます。強化療法では、寛解導入療法とは、使用する薬を変更することもあります。

寛解導入療法と強化療法をあわせて2〜5回繰り返し行い、約半年間、入院して治療を受けることになります。標準リスクの場合は、薬物療法が終了したら、治療が終了となりますが、染色体異常や遺伝子異常がある場合や、再発のリスクが高い場合などでは、寛解が得られた時点で、造血幹細胞移植が検討されます。なお、小児の急性骨髄性白血病でも、「急性前骨髄球性白血病」「ダウン症候群に合併した急性骨髄性白血病」については、治療法が異なる部分があります。

急性前骨髄球性白血病では、分子標的薬がよく効くため、分子標的薬と抗がん剤の併用療法による治療が行われます。完全寛解が得られたら、分子標的薬を使った強化療法が何回か行われ、その後は分子標的薬で維持療法が行われます。再発時などは、三*酸化ヒ素（ＡＴＯ）が使われることもあります。

ダウン症候群に合併した急性骨髄性白血病は、薬の治癒効果が出やすいものの、副作用も強くなりやすいため、一般的な小児の急性骨髄性白血病よりも量を減らすといった工夫が行われます。

用語解説 三酸化ヒ素　前骨髄球性白血病などの治療に使われる。心電図異常などの副作用に特に注意が必要となる。

小児の急性骨髄性白血病の治療

タイプにより治療が異なる。小児の場合、成人よりも治療成績がよく、全体の70〜90%が完全寛解を得られる

1 急性骨髄性白血病(ダウン症児、急性前骨髄球性白血病以外)

寛解導入療法

入院して、白血病細胞を一気に減らす。リスクにより薬の強さを変える

アントラサイクリン系(ダウノルビシン、イダルビシン)、シタラビンなど(106頁参照)

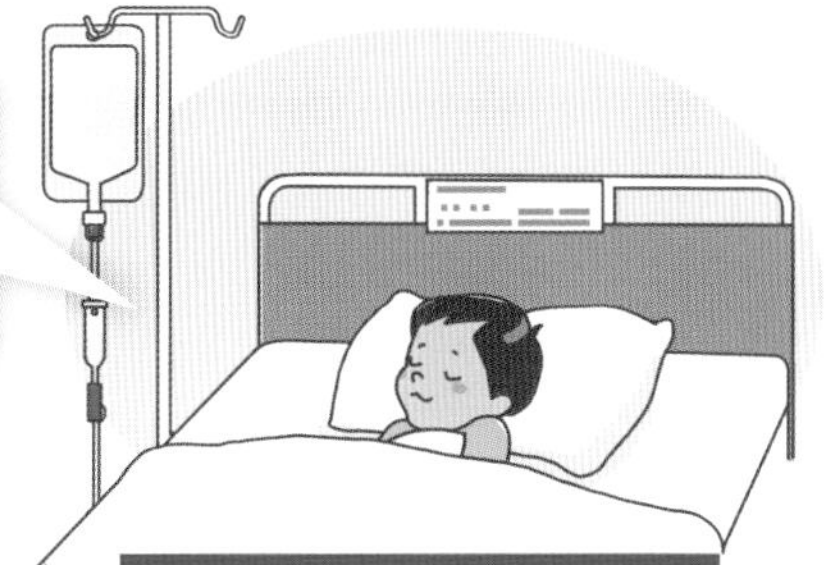

↓

完全寛解 → **強化療法**

さらに多剤併用療法で白血病細胞を減らす。寛解導入療法と合わせて2〜5回繰り返す

2 急性前骨髄球性白血病

寛解導入療法

分子標的薬(トレチノイン)と抗がん剤の併用療法を行う

↓

強化療法 → **維持療法**

3 ダウン症候群に合併した急性骨髄性白血病

一般的な急性骨髄性白血病よりも量を減らして多剤併用療法を行う

column

白血病と妊娠・出産について

白血病の治療では、強い抗がん剤などを使うため、治療後の妊娠・出産について不安を覚える患者さんも少なくありません。

男性の場合は、精巣の機能が低下し、無精子症などが見られます。抗がん剤の使用を終了したあとに回復することもありますが、回復しない可能性もあります。そのため、患者さんの希望によって、薬物療法を始める前に精子を保存することもあります。

女性の場合は、生理が止まるなど、妊娠に関わる機能が低下する可能性があります。一部の薬では卵巣機能を低下させ、治療後も生理が回復しないことがあります。また、治療時の年齢が高くなると回復しにくいこともわかっています。治療前に、卵子保存を行うこともありますが、出産例はそれほど多くないのが現状です。

妊娠中に急性白血病を発症した場合、通常は出産後まで待たずに、すぐに治療をスタートします。

妊娠初期の場合は、薬物療法の影響で流産の危険があるほか、未熟児の出生等、様々なリスクがあり、妊娠の継続について検討する必要があります。

妊娠中期の場合は、治療を行って体の状態を改善してから出産することが望ましいと考えられています。

なお、妊娠中に慢性骨髄性白血病を発症した場合は、治療で使われる薬が胎児に影響するため、妊娠の継続について検討し、継続する場合は、治療を中断するか、別の薬が選択されます。

第５章

各種の悪性リンパ腫の治療

悪性リンパ腫は、非常に多くのタイプ（病型）があり、それぞれ進行によって治療法も異なります。病期や治療法など詳しく紹介していきます。

悪性リンパ腫の治療方針

リンパ腫の種類・病期・悪性度を見極める

悪性リンパ腫は大きく「非ホジキンリンパ腫」と「ホジキンリンパ腫」に分けることができますが、非常に多くの種類があるため、治療を行うにあたっては、検査によって悪性リンパ腫の種類を見極めることが必要です。また、悪性リンパ腫では、進行の程度が多くのがんと同じように「病期」として分類され、Ⅰ期、Ⅱ期、Ⅲ期、Ⅳ期の4つに分類されます。この病期によっても、治療法や予後が変わってくるため、病期を正確に把握することも重要です。

病期分類は、Ⅰ～Ⅳ期に分類するほか、さらに3つの全身症状の有無によって、「A症状」と「B症状」に分けられます。その症状とは、「原因がわからない38度以上の発熱」「寝具を変える必要があるほどの寝汗」「6カ月以内に10％を超える原因不明の体重減少」の3つで、これらの症状がなければA症状、ひとつでもあればB症状に分類されます。

この他、年単位で進行する「低悪性度」、月単位で進行する「中悪性度」、週単位で進行する「高悪性度」といった悪性度による分類が行われることもあり、ゆっくり進行する低悪性度は「インドレントリンパ腫」、活動性の強い中悪性度は「アグレッシブリンパ腫」、最も激しい高悪性度は「高度アグレッシブリンパ腫」と呼ばれます。

また、治療後に病気の状態がどうなるか判断するための条件を「予後因子」と言いますが、中悪性度の悪性リンパ腫などでは、「初発時の年齢」「乳酸脱水素酵素」「病期」「リンパ節以外の病変」「日常生活の活動性」などから評価が行われ、当てはまる項目の数が少ないほうから、「低リスク」「中間リスク」「高リスク」に分類されます。

悪性リンパ腫の病期

Ⅰ期

リンパ節やリンパ組織のうちの1カ所だけにリンパ腫ができている。またはリンパ外臓器に1カ所だけリンパ腫ができている

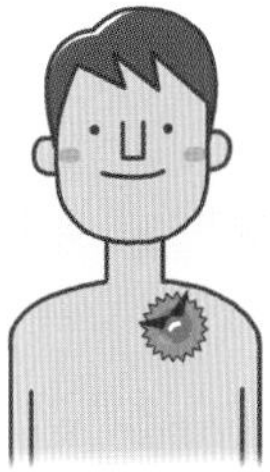

Ⅱ期

2カ所以上のリンパ節にリンパ腫ができているが、横隔膜より上の上半身だけか、下の下半身だけにある。またはリンパ節に1カ所以上とリンパ外臓器に1カ所できているが、横隔膜より上だけか、下だけに限られている

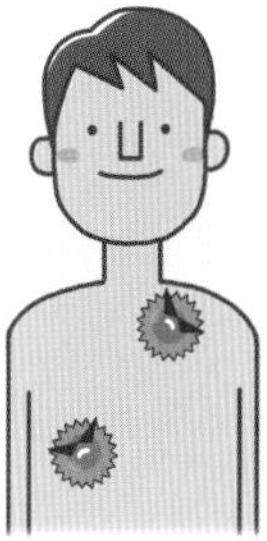

Ⅲ期

リンパ腫が横隔膜を境にして、上半身と下半身の両側にわたって、2カ所以上のリンパ節にできている

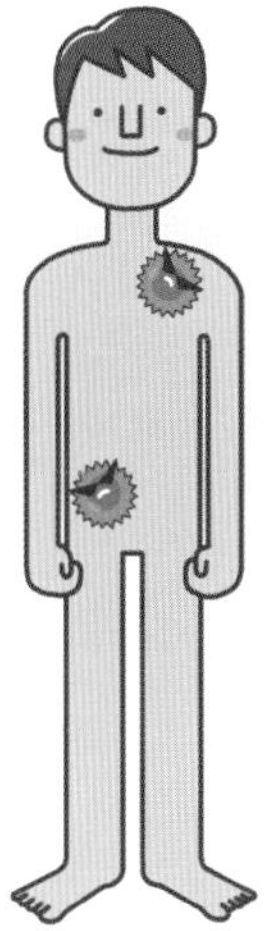

Ⅳ期

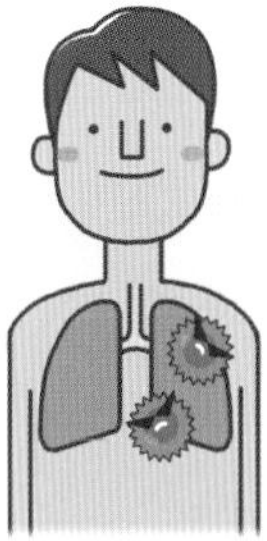

リンパ腫がリンパ外臓器にまで広範囲に広がっている

※さらに「発熱」「寝汗」「体重減少」の全身症状の有無で「A症状」と「B症状」に分類される

悪性リンパ腫で行われる治療法

悪性リンパ腫の治療方法は、種類や病期、患者さんの状態などによって変わってきますが、主な治療法は放射線療法と薬物療法になります。

悪性リンパ腫は、放射線療法が効果を発揮しやすいがんです。まだリンパ腫が小さく、病変の範囲が限られている限局期の段階では、放射線による治療がしばしば行われます。放射線の照射は体の外から行われ、放射線療法のみ単独で行われることもありますが、多くの場合は薬物療法と併用して行われます。

薬物療法は、抗がん剤が中心で、多くの場合、4~5種類の抗がん剤を組み合わせる多剤併用療法が行われます。通常は3~4週間を1コースとして、数コース行われ、入院または通院で、治療を受けます。また、場合によっては、分子標的薬が使用され、抗がん剤と組み合わせて投与されることもあります。

放射線療法や薬物療法で、十分な治療の効果が得られなかったり、再発をしたりした場合には、造血幹細胞移植が検討されます。

造血幹細胞移植には、事前に自分自身の末梢血から採取した造血幹細胞を移植する自家移植と、ドナーから提供された造血幹細胞を移植する同種移植がありますが、悪性リンパ腫では、自家移植がよく行われます。また、造血幹細胞移植では悪性リンパ腫細胞を破壊するために、強力な治療を行うので、高齢者や体の状態が良くない人には難しい場合があります。

なお、悪性リンパ腫の種類によっては、ゆっくりと進行し、何年間も症状がないことがあります。このような場合、すぐに治療は行わず、経過観察を行って、腫瘍が大きくなったり、何らかの症状が出たりした時点で治療を開始することもあります。

悪性リンパ腫の治療の柱

放射線療法

- がんが小さかったり、範囲が狭いときには効果的

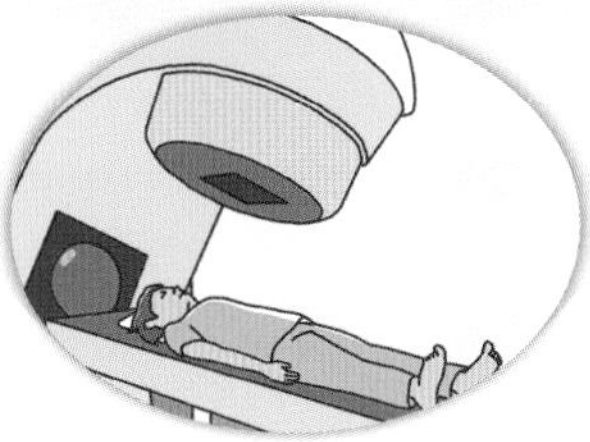

薬物療法

- 抗がん剤が中心になる
- 分子標的薬を使うこともある

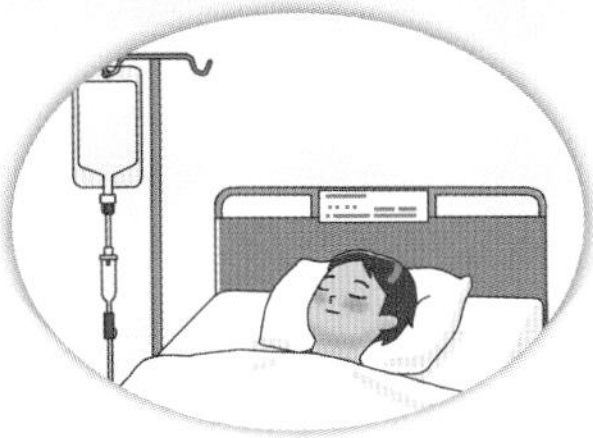

双方を組み合わせて行う場合も

効果があまりないときには…

造血幹細胞移植

年齢や体調を考慮して行われる

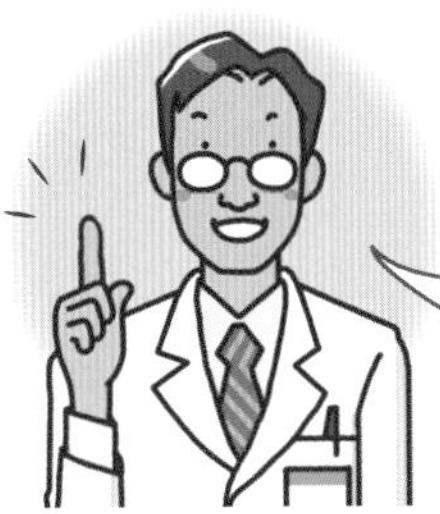

治療を行う利点がなかったり、極めてゆっくり進行するタイプの悪性リンパ腫では、経過観察のみ行うこともあります

非ホジキンリンパ腫の治療

CHOP療法

非ホジキンリンパ腫の治療の柱となるのが薬物療法です。代表的なのがCHOP《チョップ》療法という「シクロホスファミド」「ドキソルビシン」「ビンクリスチン」の3種類の抗がん剤に、ステロイドの「プレドニゾロン」を組み合わせた併用療法になります。

CHOP療法は、原則として3週間ごとに治療が行われます。まず治療開始の1日目に3種類の抗がん剤が投与されます。さらに1日目から5日目までは毎日ステロイドが投与されたら、21日目まで薬を休みます。これが1コースとなります。一般的に6〜8コース行って治療終了となりますが、何コース行うかは、病気のタイプや進行状況によって異なります。基本的に通院治療が可能ですが、副作用に備えて1コース目は入院して行うこともあります。

また、悪性リンパ腫のタイプのうち、B細胞に由来する悪性リンパ腫の場合は、CHOP療法に「リツキシマブ」という分子標的薬を加える「R-CHOP《アール チョップ》療法」が広く行われています。B細胞由来のがん細胞は多くの場合、CD20*というタンパク質が存在しているため、リツキシマブによる効果が期待できます。投薬のスケジュールは、CHOP療法と変わりません。

CHOP療法もR-CHOP療法も、通常は2〜3コースが終了した時点で、継続するかを判断するために、CT検査などで確認が行われます。また、どちらの療法も様々な副作用が生じます。骨髄にも影響があり、正常な血球が減少しますが、白血球があまり低くなる場合は、G-CSFという白血球を回復させる薬を使います。赤血球や血小板が減り過ぎる場合には、輸血で対処することが検討されます。

用語解説
CD20　B細胞の表面にある分子のひとつ。リツキシマブという分子標的薬は、この分子を選んで結合することでB細胞由来の腫瘍細胞を破壊する。

薬物療法①

CHOP療法とR-CHOP療法のスケジュール

1日目

【分子標的薬】
- リツキシマブ：点滴静注（R-CHOP療法の場合）

【抗がん剤】
- シクロホスファミド：点滴静注
- ドキソルビシン：静脈注射・点滴静注
- ビンクリスチン：静脈注射・点滴静注

【ステロイド】
- プレドニゾロン：内服

2〜5日目

【ステロイド】
- プレドニゾロン：内服

6〜20日

- 休薬

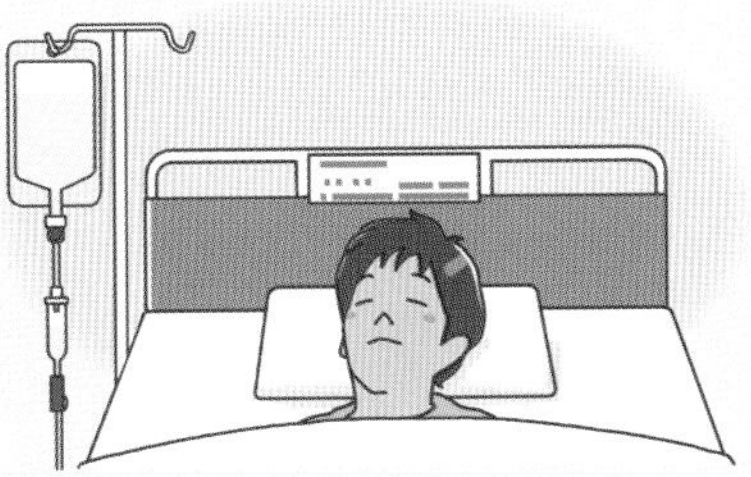

1コース

6〜8コース繰り返す。通院で治療可能。
1コース目は入院することもある

CHOP療法以外の薬物療法

非ホジキンリンパ腫の薬物療法では、CHOP療法やR-CHOP療法で効果が得られない場合や、完全寛解が得られた後に再発したような場合には、CHOP療法、R-CHOP療法で使用されなかった抗がん剤や分子標的薬も使った治療が行われます。

この場合、非ホジキンリンパ腫の種類によって、使用する薬剤の組み合わせが異なります。

中悪性度のびまん性大細胞型B細胞リンパ腫の場合は、GDP療法、DHAP《ダープ》療法、ESHAP《エシャップ》療法、ICE《アイス》療法、DeVIC《デビック》療法などが行われます。それぞれ組み合わせる薬の名前からつけられた呼び方で、分子標的薬の「リツキシマブ」もしばしば併用されます。

どの治療法を選ぶか明確な基準はありませんが、いずれの療法も、CHOP療法と比べて白血球が減少するなどの副作用が強く出やすいため、治療は原則として入院によって行われます。

濾胞性リンパ腫は、初期治療で「ベンダムスチン」という抗がん剤と「リツキシマブ」を併用することもあります。また、「フルダラビン」という抗がん剤や「イブリツモマブ・チウキセタン」という分子標的薬が使われることもあります。

T細胞リンパ腫では、GDP療法、DHAP療法、ESHAP療法、ICE療法、DeVIC療法などが行われます。また、「ブレンツキシマブ ベドチン」「ボリノスタット」「モガムリズマブ」といった分子標的薬が、T細胞リンパ腫のタイプによっては、使われることがあります。

なお、最初からCHOP療法が行われないこともあります。バーキットリンパ腫やリンパ芽球性リンパ腫など、悪性度の高いタイプでは、Hyper《ハイパー》CVAD《シーバッド》・MTX《メソ》-AraC《アラシー》交替療法や急性リンパ性白血病と似た治療が行われます。

薬物療法②

GDP療法 1コース3週間

- ゲムシタビン
- シスプラチン
- デキサメタゾン

G-CSF製剤を併用。副作用の腎障害予防に点滴や利尿薬を使うことも

DHAP療法 1コース3〜4週間

- シスプラチン
- シタラビン
- デキサメタゾン

G-CSF製剤を併用。副作用の腎障害予防に点滴や利尿薬、結膜炎予防にステロイドの点眼を行うことも

ESHAP療法 1コース3〜4週間

- エトポシド
- シスプラチン
- シタラビン
- メチルプレドニゾロン

G-CSF製剤を併用。副作用の腎障害予防に点滴や利尿薬、結膜炎予防にステロイドの点眼を行うことも

ICE療法 1コース3〜4週間

- イホスファミド
- カルボプラチン
- エトポシド

G-CSF製剤を併用。副作用の出血性膀胱炎予防にメスナ(予防薬)を使う

DeVIC療法 1コース3〜4週間

- カルボプラチン
- イホスファミド
- エトポシド
- デキサメタゾン

G-CSF製剤を併用。副作用の出血性膀胱炎予防にメスナ(予防薬)を使う

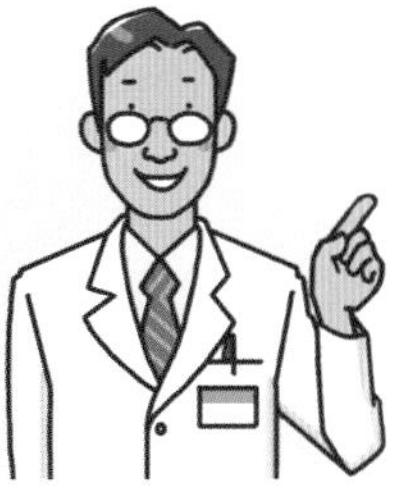

放射線療法

非ホジキンリンパ腫の治療で、薬物療法とともにもう1つの柱となる治療法が、放射線療法です。病巣部の悪性リンパ腫細胞を根絶するために、病巣が1カ所で小さい場合など限局期の治療で行われるのが一般的ですが、病巣が大きいときでも、薬物療法の後で放射線療法が行われるような場合もあります。症状の緩和を目的として実施されることもあります。

悪性リンパ腫の細胞は、放射線に反応しやすいことから、高い治療効果を期待することができ、非ホジキンリンパ腫の中でも、ゆっくりと進行するタイプの濾胞性リンパ腫やMALTリンパ腫などでは、リンパ節の腫れている場所が限られていれば、放射線療法のみで治療を行うこともあります。

もっとも、放射線が正常な細胞に影響を及ぼすことで、副作用を起こすこともあります。そのため、治療を開始する前には、放射線を照射する場所や照射する量、回数などを計画したうえで、治療が進められていきます。

放射線による治療は、通院で行われることもあります。1日1回の照射を1週間に4～5日受け、これを2～4週間前後続けることが多いですが、体調により回数や期間が短くなることや、一時中断することなどもあります。

副作用は照射された部位によっても異なりますが、どこの部位でも、照射された部位に皮膚炎や粘膜炎などの副作用がよく起こります。また、白血球の減少や、血小板の減少が生じることもあります。その他、だるさ、吐き気、嘔吐、食欲低下などがあげられます。

こうした副作用は、通常、治療後2～4週くらいで軽減しますが、症状が強い場合には、症状を和らげるための治療が行われることもあります。

非ホジキンリンパ腫で放射線療法を行うケース

非ホジキンリンパ腫で放射線療法が行われるのは、
リンパ腫の状態が以下のような状況のとき

低悪性度

(35頁参照)

限局期　Ⅰ期	限局期　Ⅱ期
リンパ腫が1つで小さい	リンパ腫が2つ以上あるが距離が離れていない 限局期Ⅱでもリンパ腫のある部位が離れている場合は行わない

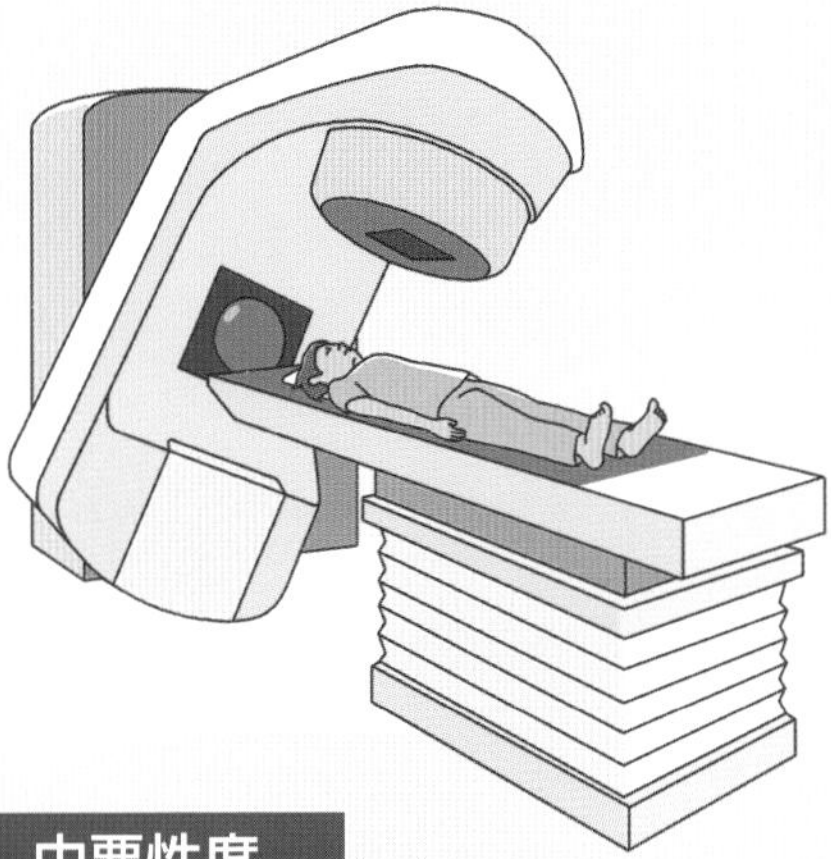

中悪性度

(35頁参照)

限局期　Ⅰ・Ⅱ期

薬物療法を併用されることが多い

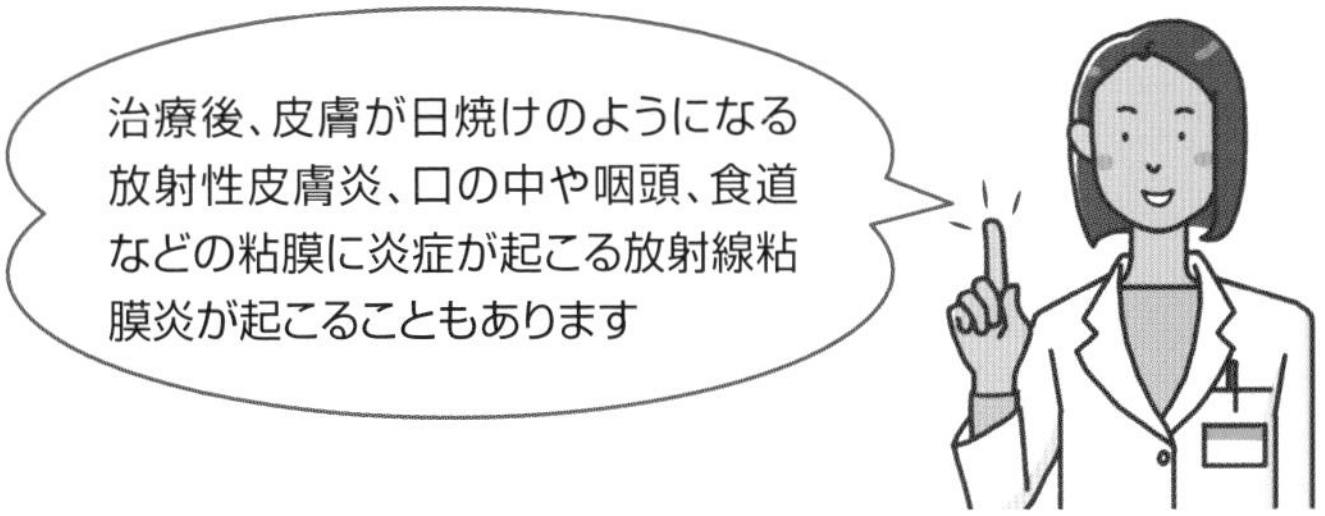
治療後、皮膚が日焼けのようになる放射性皮膚炎、口の中や咽頭、食道などの粘膜に炎症が起こる放射線粘膜炎が起こることもあります

ホジキンリンパ腫の治療

限局期の治療

　ホジキンリンパ腫は、大きく「古典的ホジキンリンパ腫」と「結節性リンパ球優位型ホジキンリンパ腫」に分けられ、それぞれ治療法が異なります。また、病気の進行度によって、病期分類でⅠ期とⅡ期は「限局期」、Ⅲ期とⅣ期は「進行期」となり、治療法が異なります。

　古典的ホジキンリンパ腫の限局期の場合は、まず4種類の抗がん剤を組み合わせた「ABVD《エービーブイディー》療法」という薬物療法が行われたあと、放射線療法が行われ、病変部分に対して放射線の照射が行われます。

　ABVD療法は多くの場合、最初に行われる治療法です。抗がん剤が1日投与されてから、2週間後にもう1度投与され、これを1コースとし、4週間ごとに繰り返し行われます。限局期の場合は、一般的に4コース行われます。基本的に通院で治療を受けられますが、初回は副作用の確認などのため、入院することもあります。

　結節性リンパ球優位型ホジキンリンパ腫の限局期の場合は、放射線療法が行われます。ホジキンリンパ腫は放射線療法が効果を発揮しやすく、病変が全身に広がっていない場合、放射線療法は特に有効です。治療期間は多くの場合、3～4週間程度です。

　なお、ABVD療法や放射線療法で完全寛解が得られないときは、「ESHAP療法」「ICE療法」など別の抗がん剤の組み合わせで治療をすることが考慮されます。これを「救援薬物療法」といい、救援薬物療法で効果が見られた場合は、自家造血幹細胞移植を行うことが検討されます。また、効果が見られないときには、分子標的薬の「ブレンツキシマブ ベドチン」の使用が検討されることもあります。

限局期（Ⅰ～Ⅱ期）のホジキンリンパ腫の治療

限局期ホジキンリンパ腫の治療は、タイプによって
2つに分けられる

ホジキンリンパ腫

古典的
ホジキンリンパ腫

↓

●薬物療法
（ABVD療法）

↓

●放射線療法

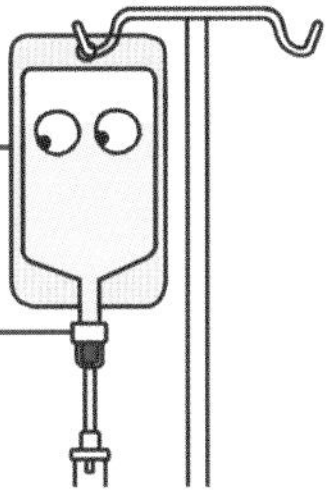

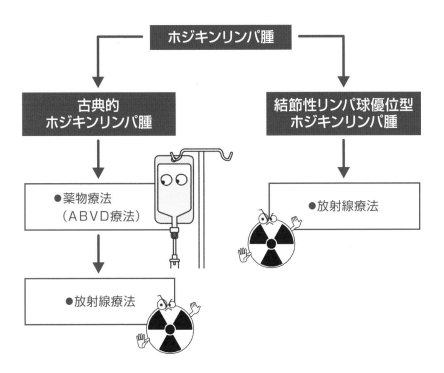

結節性リンパ球優位型
ホジキンリンパ腫

↓

●放射線療法

ABVD療法とは

4種類の抗がん剤を1日投与、2週間後に
もう1度投与。これを1コースとして、4週
間ごとに4コース行う

●ドキソルビシン　●ブレオマイシン
●ビンブラスチン　●ダカルバジン

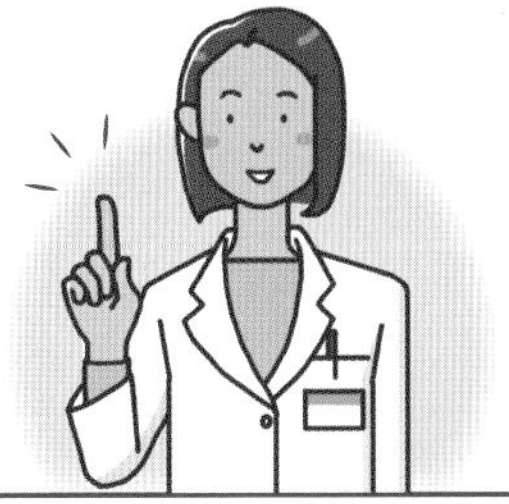

進行期の治療

進行期（Ⅲ～Ⅳ期）のホジキンリンパ腫の治療は、古典的ホジキンリンパ腫であっても、結節性リンパ球優位型ホジキンリンパ腫であっても、大きな違いはありません。

中心となるのは、薬物療法です。まずＡＢＶＤ療法が4コース行われます。これにより完全寛解が得られ、がん細胞が認められなくなれば、さらにＡＢＶＤ療法が2コース追加されて、治療は終了となります。4コース終了後にがん細胞が認められる場合は、さらに2コースが追加され、6コースのＡＢＶＤ療法により、がん細胞が認められなくなれば、さらに2コースが追加されて、治療終了となります。

また、ＡＢＶＤ療法だけでは、完全寛解が得られないこともありますが、病変が縮小し、新たな病変も認められない場合には、残っている病変部分に対して放射線療法が追加されることもあります。

ＡＢＶＤ療法による効果が見られず、完全寛解の状態に至らない場合には、限局期のホジキンリンパ腫の治療と同様に、ＥＳＨＡＰ療法、ＩＣＥ療法といったＡＢＶＤ療法とは別の抗がん剤を組み合わせた救援薬物療法が検討されます。これで効果があれば、自家造血幹細胞移植が検討されますが、造血幹細胞移植は体への負担が大きいため、年齢が概ね65歳以下であることや、臓器に障害がないといった条件を満たしていることが必要となります。

なお、一度完全寛解になったとしても、再発することがあります。この場合、結節性リンパ球優位型ホジキンリンパ腫で、最初に放射線療法のみが行われ、ＡＢＶＤ療法が行われていない場合には、ＡＢＶＤ療法が行われます。それ以外の場合は、救援薬物療法を用いて効果があれば、自家造血幹細胞移植が検討されます。また、これらの治療で十分な効果がなければ、分子標的薬である「ブレンツキシマブベドチン」の使用が検討されることもあります。

進行期（Ⅲ〜Ⅳ期）のホジキンリンパ腫の治療

進行期のホジキンリンパ腫の治療は、
薬物療法を中心に進められる

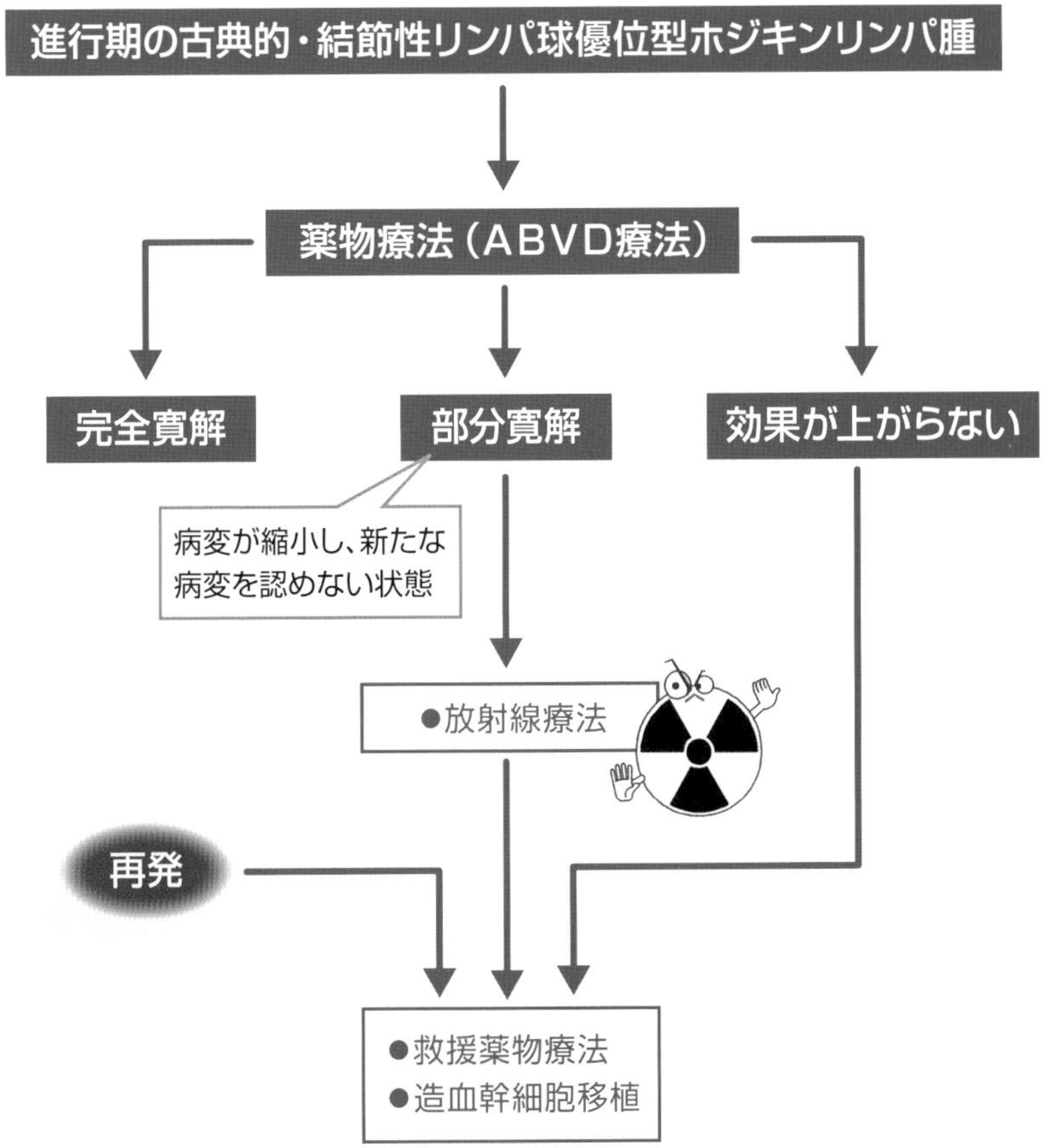

効果が上がらないときは分子標的薬のブレンツキシマブ　ベドチンの投与を検討

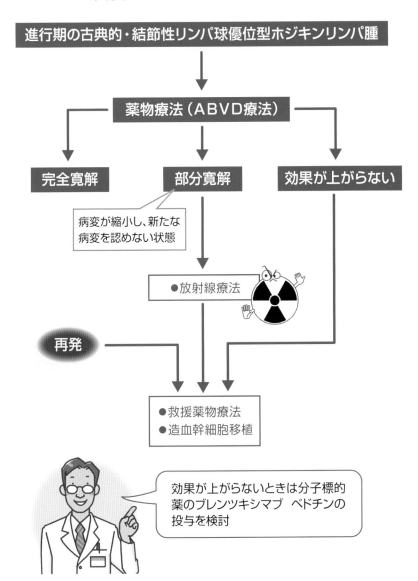

成人T細胞白血病・リンパ腫の治療

急性型・リンパ腫型の治療

成人T細胞白血病・リンパ腫は、「急性型」「リンパ腫型」「慢性型」「くすぶり型」と大きく4つのタイプに分けられますが、「アグレッシブATL」とも呼ばれる「急性型」「リンパ腫型」、また「インドレントATL」とも呼ばれる「慢性型」「くすぶり型」では治療方針が異なります。

急性型とリンパ腫型の治療は、薬物療法が基本になります。病気の進行がはやいため、診断がつき次第、治療開始となり、完全寛解を目指して複数の抗がん剤を組み合わせた強力な薬物療法が行われます。代表的な組み合わせは「VCAP-AMP-VECP療法」で、4週間を1コースとし、6コース繰り返されます。

また、成人T細胞白血病・リンパ腫では、多くの場合、がん細胞の表面に「CCR4」という分子があり、CCR4が陽性であれば、分子標的薬の「モガムリズマブ」が併用されることがあります。この他、がん細胞の脳神経組織への浸潤を予防するために、抗がん剤の髄腔内注射が行われることもあります。

薬物療法では、個人によって様々な副作用が現れますが、特に白血球が減少する場合は、G-CSF製剤が投与されたり、赤血球や血小板が減少する場合は、輸血が検討されたりします。

さらに、薬物療法によって効果があれば、同種造血幹細胞移植も検討されます（86頁参照）。

なお、高年齢や内臓障害があったりする場合は、強力な薬物療法が危険と判断され、抗がん剤の内服により、病気をコントロールしていくこともあります。

成人T細胞白血病・リンパ腫の治療①

進行がはやい急性型・リンパ腫型の治療

薬物療法

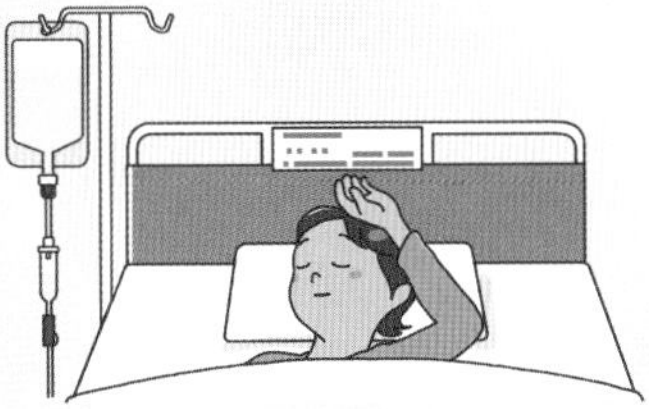

→ 完全寛解・部分寛解 → **同種造血幹細胞移植**
フル移植、ミニ移植
※年齢や体調を考慮して選択

→ 効果が上がらない → **救援薬物療法**

代表的な薬物療法

VCAP-AMP-VECP療法

1日目 -VCAP
●ビンクリスチン、シクロホスファミド、ドキソルビシン、プレドニゾロン（ステロイド）

▼

8日目 -AMP
●ドキソルビシン、ラニムスチン、プレドニゾロン

▼

15日目 -VECP
●ビンデシン、エトポシド、カルボプラチン、プレドニゾロン

▼

16、17日目 -VECP
●エトポシド、プレドニゾロン

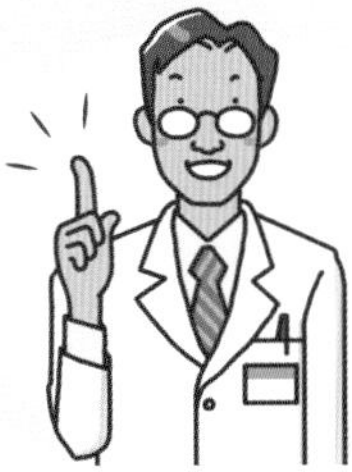

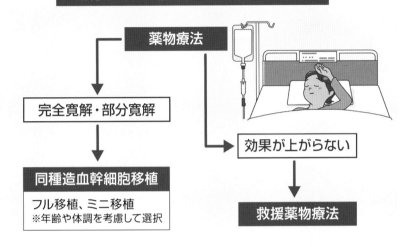

脳神経組織への浸潤を予防する場合	表面にCCR4という分子がある場合
【髄腔内注射】 シタラビン、メトトレキサート、プレドニゾロンを使う	【モガムリズマブ】 モガムリズマブは、CCR4に結合して、がん細胞に作用する

慢性型・くすぶり型の治療

成人T細胞白血病・リンパ腫の中でも、「インドレントATL」とも呼ばれる「慢性型」と「くすぶり型」は、症状があまり目立たず、ゆっくりと進行することが特徴です。そのため、症状がほとんどなければ、定期的に検査を受け、経過を観察されるだけということも多いですが、慢性型であっても、「乳酸脱水素酵素が正常より高い」「尿素窒素が正常より高い」「アルブミンが正常より低い」のいずれかに該当する場合は、「予後不良因子」を持っていることになり、急性型やリンパ腫型と同様、病気が早い時期に進行する可能性があります。そのため、急性型やリンパ腫型と同じ強力な薬物療法が行われるか、少量もしくは1種類の抗がん剤の内服による治療が行われます。

また、予後不良因子のない慢性型やくすぶり型でも、発疹などの皮膚症状がある場合、その緩和のために、紫外線療法や放射線療法などが行われます。

紫外線療法は、「PUVA《プーバー》療法」といい、光への感受性を高めるソラレンという薬を塗るか内服してから、病変部に紫外線を当てるものです。比較的症状が軽い病変に行われます。放射線療法は、紫外線療法では抑えることができない、盛り上がった腫瘍に対して、効果を発揮します。また、病変が小さい場合は、ステロイドを含む塗り薬が使われることもあります。この場合、普通の発疹と違って、ある程度強いステロイドを使用する必要があります。

これらの治療法で効果が上がらない場合は、1種類の抗がん剤などを少量使う療法が検討されます。使用される薬は、内服薬の「エトポシド」や「ソブゾキサン」、「レナリドミド」、点滴薬の「ペントスタチン」などです。皮膚症状をはじめ、症状がほとんどなければ、予後不良因子のない慢性型とくすぶり型は、最初は経過観察となり、急性型に移行した場合は、アグレッシブATLと同様の治療が行われます。

成人T細胞白血病・リンパ腫の治療②

ゆっくり進行する慢性型・くすぶり型の治療

症状がほとんどない場合

経過観察

血液検査などの定期検査で観察し、特別な治療は行わない

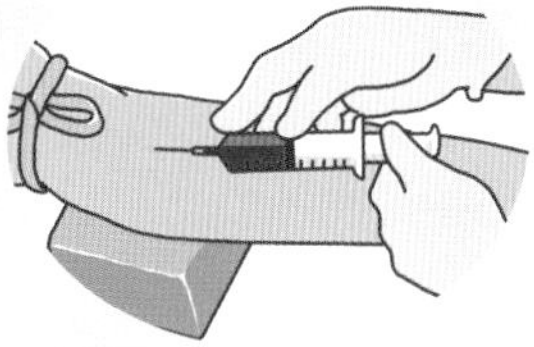

↓

発疹などの皮膚症状がある場合

PUVA療法

光線治療の一種。光への感受性を高める薬を内服したり、塗布し、波長やエネルギー量を調節した紫外線を照射する

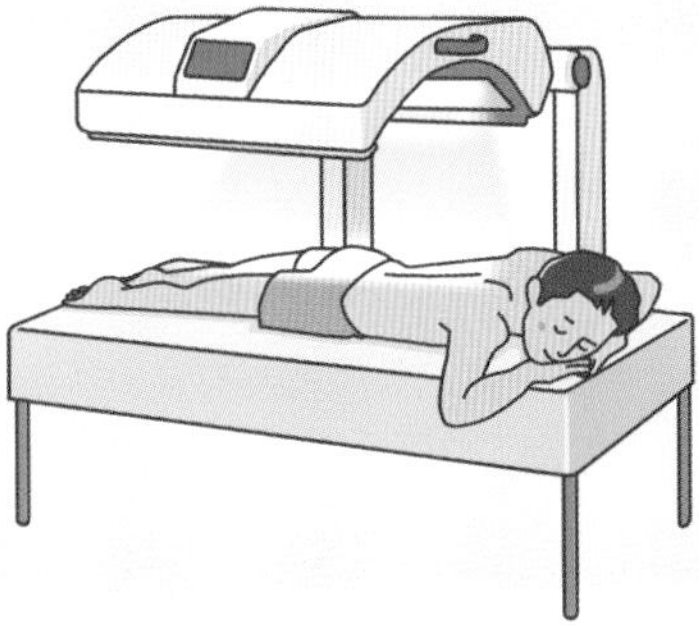

放射線療法

放射線を腫瘍のみに照射。数度繰り返し、腫瘍を小さくする

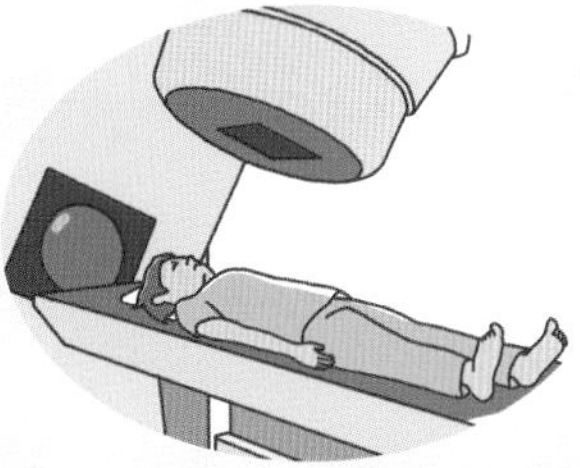

※病変が小さい場合は、ステロイドなどの塗り薬を使うことも

↓

これらの治療法で効果が上がらなかった場合

1種類を少量使用する

抗がん剤
- ●エトポシド
- ●ソブゾキサン
- ●ペントスタチン

免疫調節薬
- ●レナリドミド

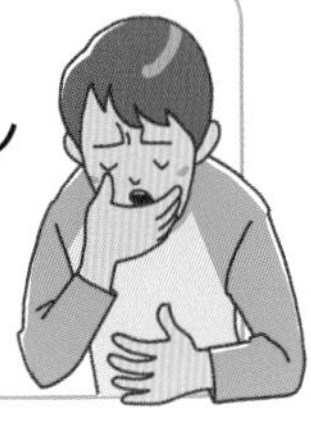

column

血液がん克服には家族の助けが患者の力に

家族にがん患者さんがいるとき、多くの方が患者さんとの接し方に悩みます。

患者さんには、病気や治療に関する悩みや不安はもちろんのこと、学校や仕事、家事、育児といった生活面においても、様々なことを考えなければならず、悩みは尽きないものです。

そんな患者さんのことを、家族の方が、「助けよう」「理解しよう」とすることは、患者さんにとって大きな支えとなります。たとえ、患者さんが家族の方と病気について、真正面から話すことを望まなかったとしても、「心配してくれる人がいる」ということが救いになることもあります。

また、家族にがん患者がいるということは、ご自身にとっても大きな出来事です。

大切な人が病気にかかっているのは、誰にとってもつらいことです。それがまして重い病気であれば、動揺したり、不安を感じたり、気持ちが落ち込んだりするのも自然なことです。そうしたつらさを感じても、「本人はもっとつらいのだから」と無理に抑え込んでしまおうとする人もいますが、つぶれてしまわないために、必要な支援を求めることも大切なことです。

自分自身を大切にすることは、患者さんをよりよい状態で支えていくことにもつながります。信頼できる友人や知人とコミュニケーションをはかったり、時には医療者や相談員といった専門家も頼ったりしながら、患者さんの闘病生活を支えていきましょう。

第6章

多発性骨髄腫の治療

多発性骨髄腫の治療法は、タイプ（病型）と病期、造血幹細胞移植を行うかによって変わります。それぞれ、詳しく紹介していきます。

多発性骨髄腫の治療

治療は薬物療法と造血幹細胞移植が中心

多発性骨髄腫は、症状がある「症候性」と症状が何もない「無症候性」に分かれます。症状が何もない「無症候性」の場合は、定期的な通院で経過を見守り、症状が現れてから治療を始めることになりますので、多発性骨髄腫と診断されたからといっても、必ずしもすぐに治療が開始されるとは限りません。

症候性と診断される際の目安のひとつが「CRAB（66頁参照）」で、骨の痛みや骨折、臓器障害といったCRABに該当する症状が現れると、治療開始が検討されます。また、多発性骨髄腫にはいくつかの予後分類がありますが、国際予後分類（ISS）がよく用いられています。

治療にあたっては、造血幹細胞移植が実施できるかどうかによって、治療の内容が異なってきます。

造血幹細胞移植は、体への負担が大きいため、慎重に検討されたうえで行われますが、多発性骨髄腫では、薬物治療に加えて造血幹細胞移植を行った方が、無症状の期間が長くなるという報告があり、年齢が概ね65〜70歳以下で臓器障害がないといった条件を満たせば、造血幹細胞移植を行うことが積極的に検討されます。

造血幹細胞移植の実施にあたっては、多発性骨髄腫の場合、通常は「自家移植」で行われます。このため、薬物療法では、骨髄にダメージを与えない薬が選択され、移植の予定がないときの薬物療法とは、投与される薬の内容が異なってきます。

これらの治療のほか、骨髄腫細胞が限られた範囲で腫瘤を作っていたり、骨に痛みがあったりする場合には、放射線療法が行われることもあります。

多発性骨髄腫の治療

多発性骨髄腫の予後分類（ISS）

病期	基準
I	血清β_2ミクログロブリン＜3.5mg/L 血清アルブミン≧3.5g/dL
II	IでもIIIでもないもの
III	血清β_2ミクログロブリン≧5.5mg/L

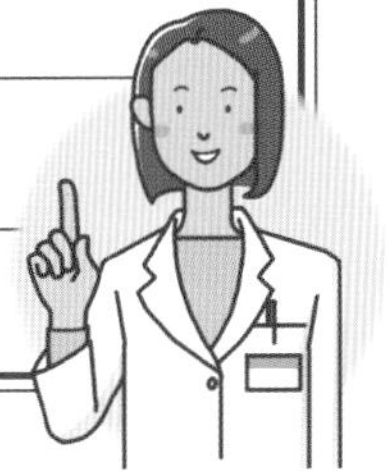

注：病期IIには以下が含まれる
（1）血清β_2ミクログロブリン＜3.5mg/Lで血清アルブミン＜3.5g/dLのもの
（2）血清アルブミン値に関わらず、血清β_2ミクログロブリン≧3.5mg/Lかつ＜5.5mg/Lのもの

多発性骨髄腫の治療法

造血幹細胞移植

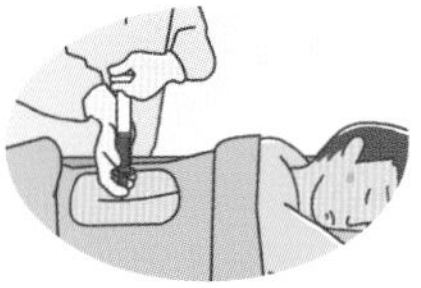

- 患者の状態が移植に適しているかを見極める
- 移植は通常は自家移植で行う

薬物療法

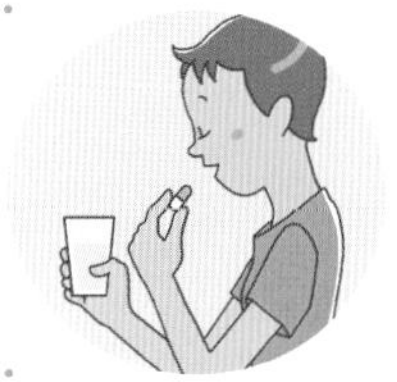

- 移植が適していない患者には多剤併用療法を行う（142頁参照）

放射線療法

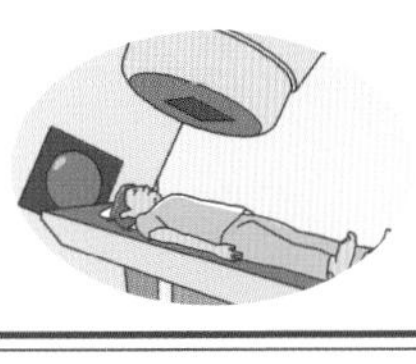

- がんの範囲が限局的な場合に実施される

移植を予定している場合の薬物療法

自家造血幹細胞移植が予定されている場合、骨髄腫細胞をできるだけ減らすために、まずは「導入療法」が行われます。

導入療法は、後で行う自家移植に影響がないようにするために、骨髄にダメージを与えない薬によって行われます。まず「ボルテゾミブ」という分子標的薬を中心に、2剤か3剤の薬を組み合わせて行われることが多いですが、どの薬が使われるかは、全身状態や合併症の有無、染色体異常の有無などを考慮したうえで決められます。

薬物療法が数コース行われると、次に、末梢血の造血幹細胞を採取するため、白血球を増やす作用のある「G-CSF製剤」という薬が単独か、「シクロホスファミド」という抗がん剤と併用で投与されます。採取した幹細胞は凍結保存されます。その後、移植のための前処置として、骨髄腫細胞を死滅させるために、抗がん剤の「メルファラン」などが2日間にわたって大量に投与されます。これで骨髄の中が空っぽになります。その上で、あらかじめ採取してあった自分自身の造血幹細胞が戻されます。しばらくすると、造血幹細胞が働くようになり、造血機能が回復していきます。なお、初期の薬物療法で効果が現れなかったときは、別の薬の組み合わせによる薬物療法が行われます。

移植後は経過観察となりますが、初期治療の効果を維持するために、免疫調節薬*である「レナリドミド」などを用いた「維持療法」が行われることもあります。

このように治療が行われても、骨髄腫細胞が完全になくなることはなく、いずれは再発します。再発した場合は、再発までの期間や患者さんの状態によって、同じ治療が繰り返されることもあれば、別の薬で治療されることもあります。

用語解説 免疫調節薬　体内の免疫の働きを抑えたり、調整する薬。免疫を調節することで骨髄腫細胞の増殖を抑制するように働く。

造血幹細胞移植を予定するケース

適応条件

■概ね65～70歳以下
■心肺機能など重要な臓器が正常
■重い合併症がない

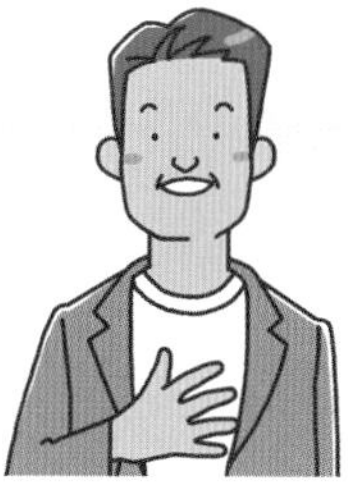

移植の流れ

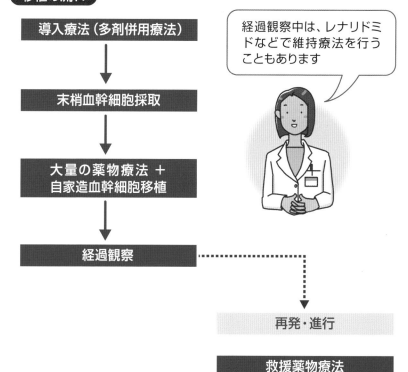

導入療法（多剤併用療法）
↓
末梢血幹細胞採取
↓
大量の薬物療法 ＋
自家造血幹細胞移植
↓
経過観察
↓（点線）
再発・進行

救援薬物療法

経過観察中は、レナリドミドなどで維持療法を行うこともあります

移植を予定していない場合の薬物療法

多発性骨髄腫では、自家造血幹細胞移植が効果的な治療法になることが少なくありませんが、造血幹細胞移植は体への負担が大きいため、一般的に高齢者や臓器に何らかの障害があるといった場合には適応外となります。また、患者さんが造血幹細胞移植を希望しないケースもあり、こうした場合は薬物療法を中心に治療が行われます。

薬物療法は、いくつかの薬を組み合わせた多剤併用療法で行われ、薬の組み合わせには、いくつか種類があります。

代表的な例としては「VMP療法」があげられます。分子標的薬の「ボルテゾミブ」に、以前から行われてきた「MP療法」を合わせたものです。MP療法は、抗がん剤の「メルファラン」とステロイドの「プレドニゾロン」の組み合わせで、骨髄にダメージを与えるため、自家造血幹細胞移植が予定されている場合には行われませんが、移植の予定がなく、肺の合併症のリスクなどによりボルテゾミブが使えない場合には、選択肢のひとつとなる療法です。

VMP療法以外では、免疫調節薬の「レナリドミド」を中心に、ステロイドの「デキサメタゾン」などを組み合わせて行われることもあります。

薬物療法が数コース行われ、完全寛解が得られたら、経過観察となりますが、初期治療の効果を維持するために、維持療法が行われることもあります。

なお、初期の薬物療法で効果がなかったときや、完全寛解後に再発をした場合には、合併症や臓器機能障害の有無などを考慮しながら、まだ使われていない薬の組み合わせなどで、治療が行われます。

また、様々な多発性骨髄腫の合併症が現れることがあります。重篤な場合は、合併症の治療が優先される場合もあり、たとえば感染症に効く抗生物質や、骨病変の進行を抑えるために「ゾレドロン酸」や「デノスマブ」などが使われることがあります。

多発性骨髄腫の治療で使われる主な薬

多発性骨髄腫の薬物療法はいくつかの薬を組み合わせた多剤併用療法で行われ、薬の組み合わせにはいくつかの種類がある

分子標的薬

- ボルテゾミブ
- ダラツムマブ など

抗がん剤

- メルファラン
- シクロホスファミド

免疫調節薬

- レナリドミド
- サリドマイド など

ステロイド

- プレドニゾロン
- デキサメタゾン

骨粗鬆症治療薬

- ゾレドロン酸
- デノスマブ など

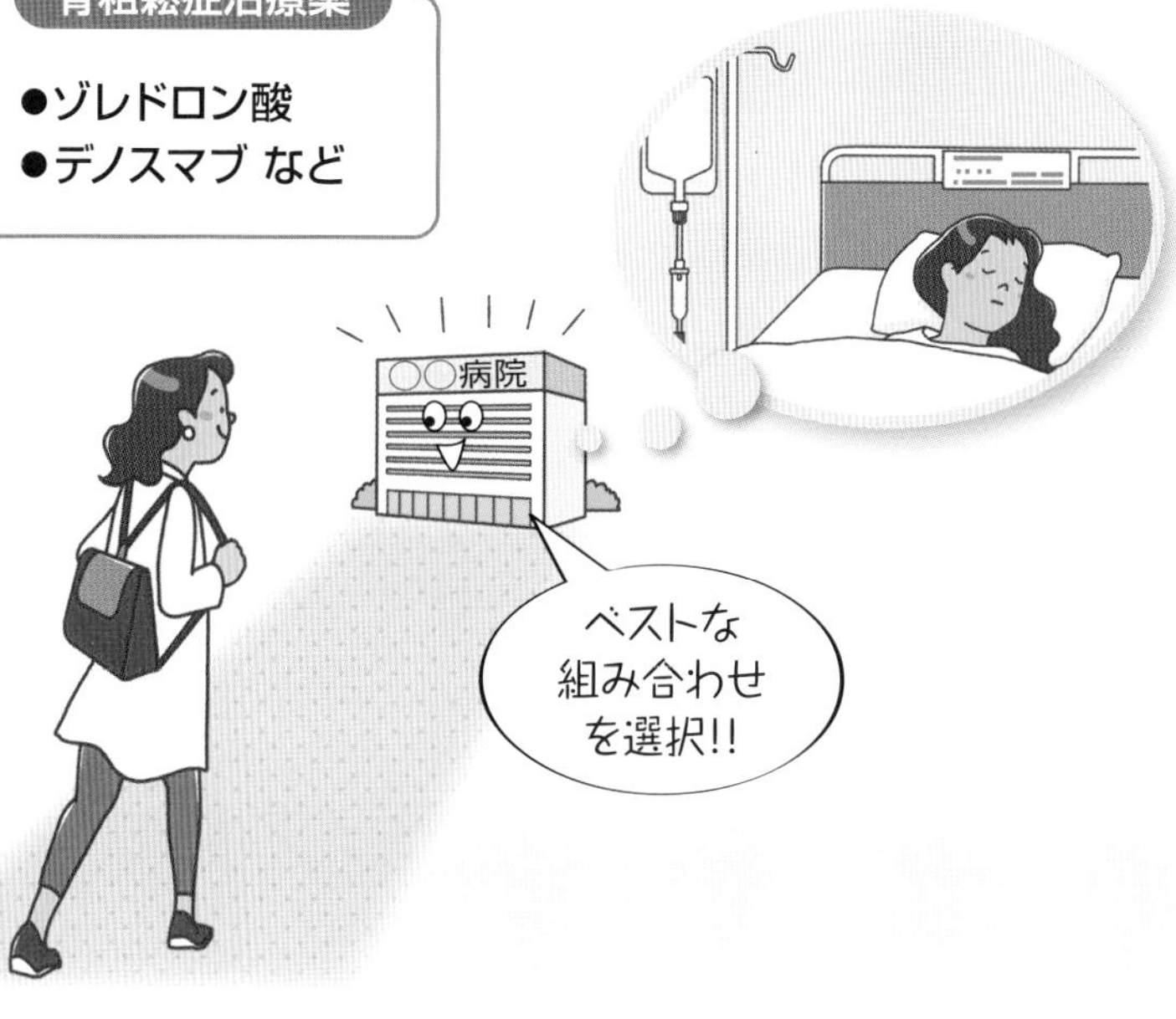

放射線療法が行われるケース

骨髄腫細胞は一般的に放射線に弱いという特徴があるため、多発性骨髄腫の治療では、薬物療法や造血幹細胞移植に加えて、放射線療法が行われることもあります。

特に、病変が全身に広がっているわけではなく、限られた場所で塊を作っているような場合は、放射線療法が有効です。「孤立性形質細胞腫」と言われるタイプの病気では、腫瘍が局所的に発生しているため、放射線療法のみで、経過観察が行われることになります。再発することもありますが、放射線療法を行った場所で再発することは少なく、別の場所で再発したとしても、孤立性形質細胞腫であれば、放射線療法が再び効果を発揮します。

病変が全身に広がっている場合でも、放射線療法が行われることはあります。この場合、目的は大きく2つに分けられます。ひとつは、多発性骨髄腫によって骨に出ている痛みを軽減するためで、もうひとつは、腫瘍を小さくするためです。

多発性骨髄腫では、骨そのものに腫瘍ができることがあります。また、骨髄腫細胞は骨髄で増えますが、周囲の骨を破壊することも多いため、「圧迫骨折が起こる」「骨が溶ける」「骨が痛い」といった骨病変がしばしば現れます。骨病変に対しては、薬物療法による治療が行われますが、骨に腫瘍や大きな病変があると、強い痛みが出ることがあります。その場合、鎮痛剤が使われますが、それだけでは十分な効果が得られないことがあり、そうした強い痛みを軽減するために、放射線療法が行われることがあります。また、多発性骨髄腫では、脊髄に腫瘍ができることによって神経が圧迫され、知覚障害や運動麻痺が起こることがあります。この場合、MRIなどの画像検査による診断を行ったうえで、できるだけ速やかに、腫瘍に対する放射線の照射と、ステロイドによる治療を行うことが必要とされています。

多発性骨髄腫の放射線療法

病変が限られた場所にある場合は、放射線療法も有効になる。
また、病変が全身に広がっていても次の目的で行われることがある

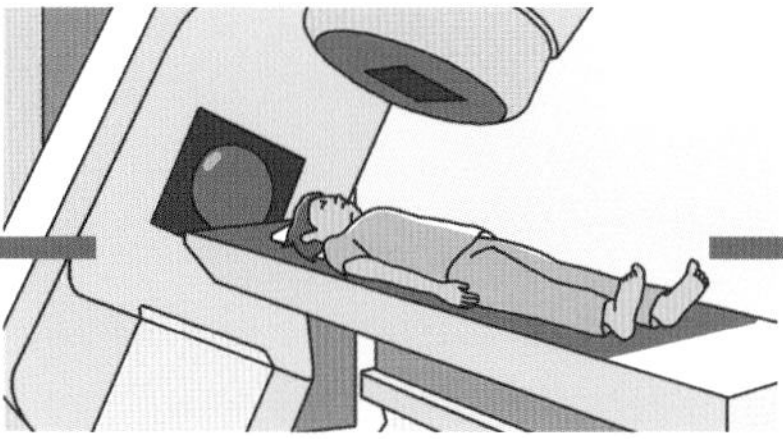

1 骨に出ている痛みを軽くする

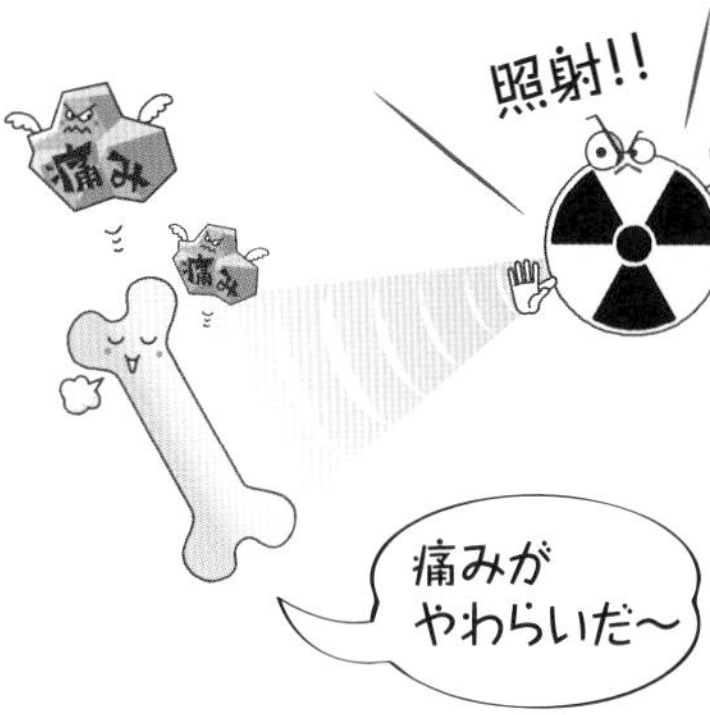

2 腫瘤を小さくする

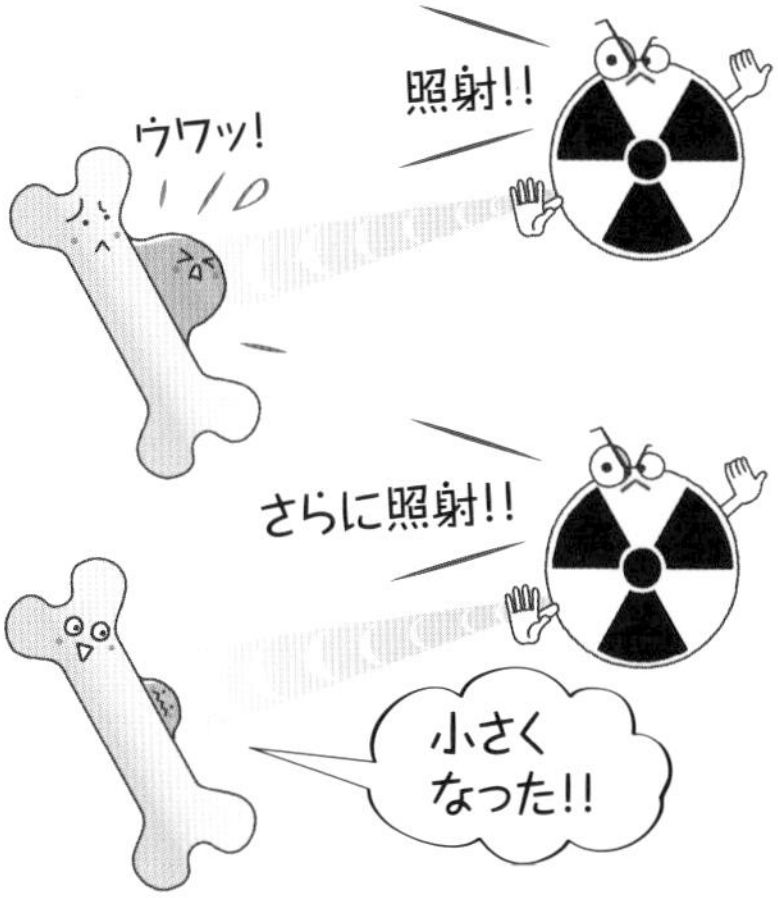

注意

骨病変や腫瘤が骨のそばにある場合は、重いものを持つことを避ける、転倒を予防するなど、日常生活で注意が必要。

付録　退院後の生活上の注意

血液のがんでは、退院後も抗がん剤等の投与が続くことが多いです。副作用の影響など、生活をしていく上で注意しなければならないことや、上手に暮らすコツを紹介します。

定期検査を忘れない

定期検査は必ず受けるようにしましょう。仮に体の調子が良かったとしても、自分で判断するのは危険です。また、何か気になる変化があったときは、次の検査日まで間があっても、受診するようにしましょう。

体を動かす

適度な運動や散歩などは、体力の回復や体調を整えることに役立ちます。主治医と相談の上、無理のない範囲で行いましょう。ストレッチや簡単な体操を行うのもよいでしょう。

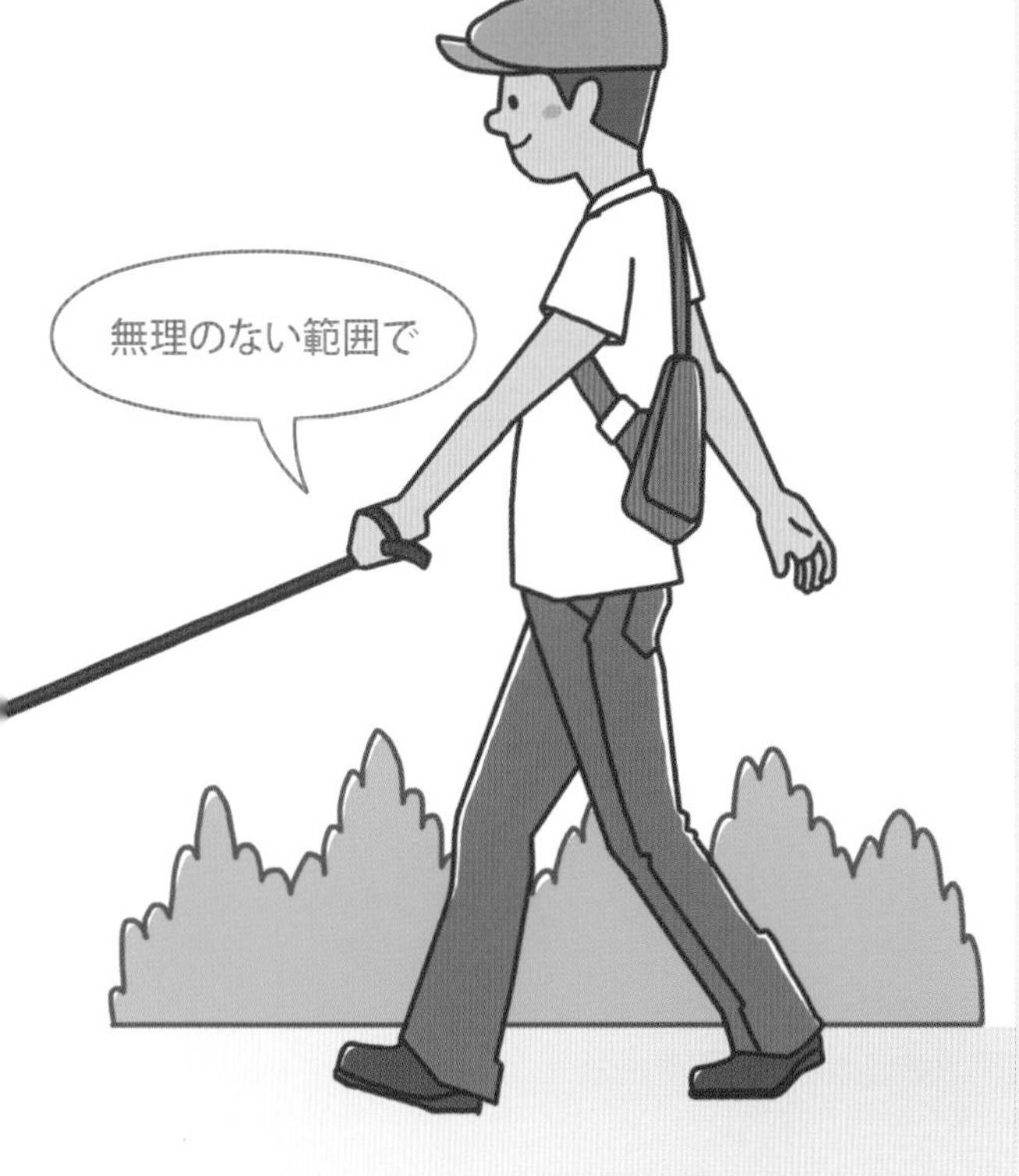

外出時や日常生活での心得

血液のがんでは多くのケースで、退院後も治療が続きます。自宅で過ごせるのは嬉しいことですが、それまでの生活とは違い、注意しなければならないこともあります。

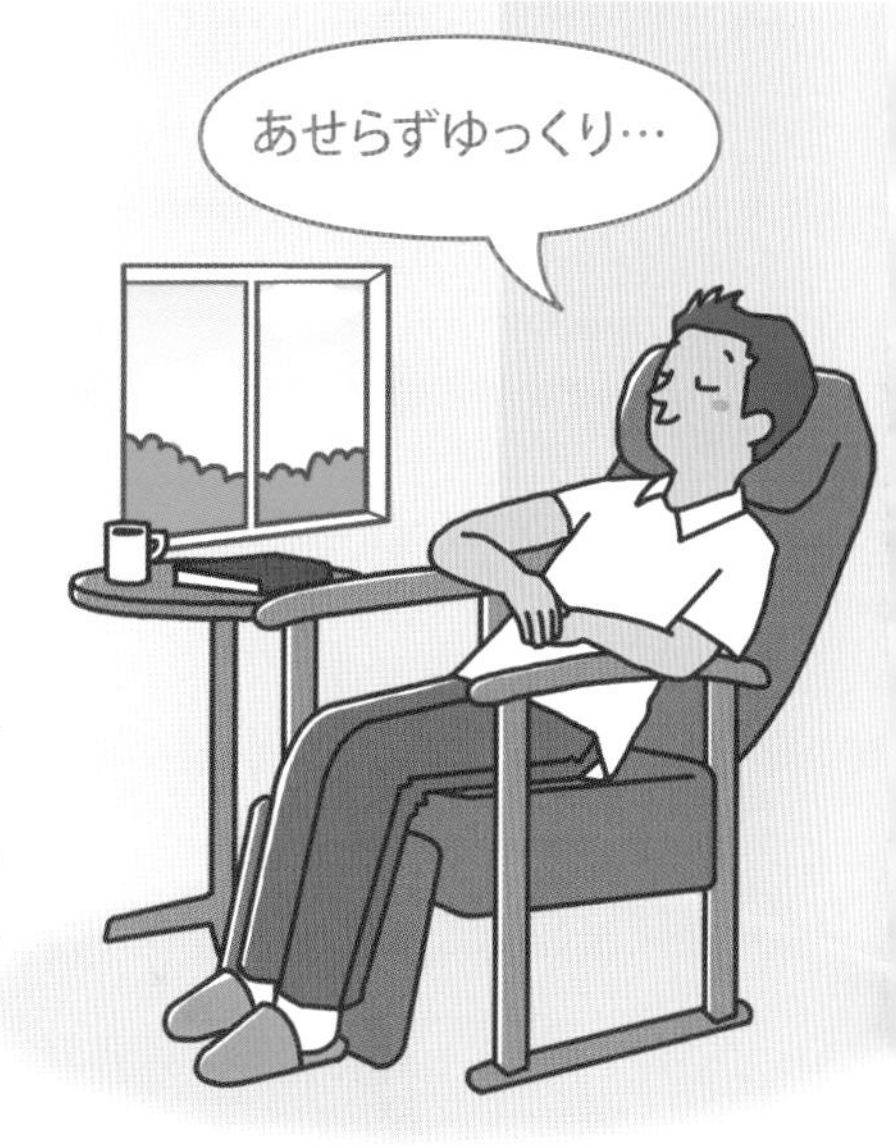

無理をしない

規則正しい生活を送ることが基本で、疲れたら、休むようにしましょう。体力が回復してきたら外出もできますが、最初は家族などに同行してもらうと安心です。

まずは生活のなかでリハビリを

治療内容にもよりますが、入院生活で思いのほか体力が落ちていることもあります。トイレや入浴といった日常生活のひとコマも、リハビリのひとつと考え、少しずつ家の中でできることを増やしていきましょう。

公的なサービスの情報収集

地域によってしくみが異なりますが、それまでかかっていた医療機関と連携して、緩和ケアや在宅医療などを受けられる医療機関が全国にあります。また、助成制度などもありますので、がん相談支援センターなどで、公的サービスの情報を集めるとよいでしょう。

人混みを避ける

人混みの中に出かけると、疲れやすいですし、感染症の心配もあります。外出するときは、人の大勢いるところはなるべく避けましょう。電車やバスに乗るときや、買い物をするときは時間帯を選ぶとよいでしょう。

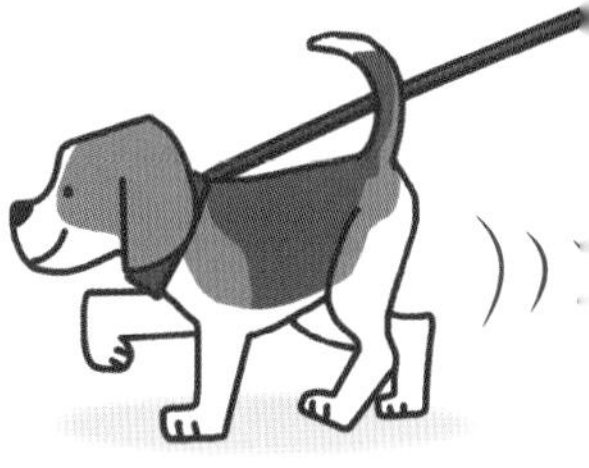

予防接種を受ける

　免疫力が落ちているため、インフルエンザや肺炎球菌などの予防接種は受けておくようにしましょう。

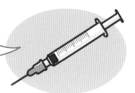

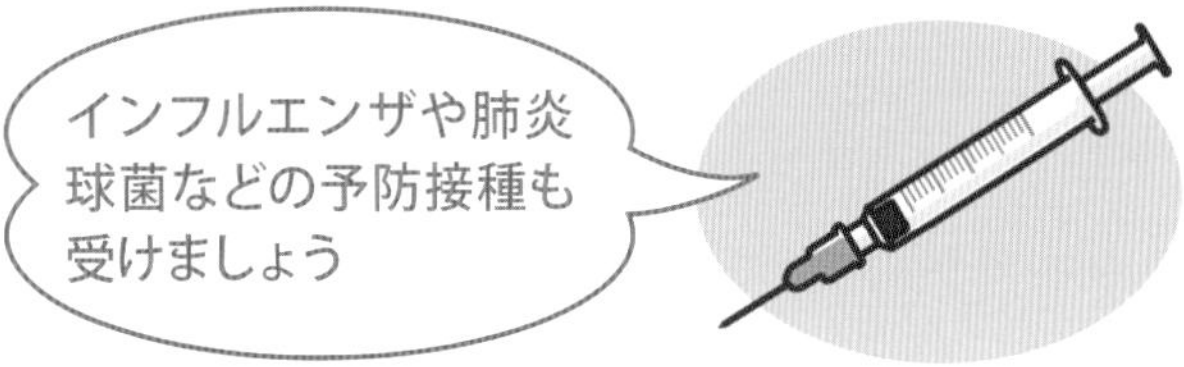

外出時はマスクを着用

　出かけるときはマスクを着用しましょう。また、インフルエンザなどが流行しているときは、できるだけ外出を控えましょう。

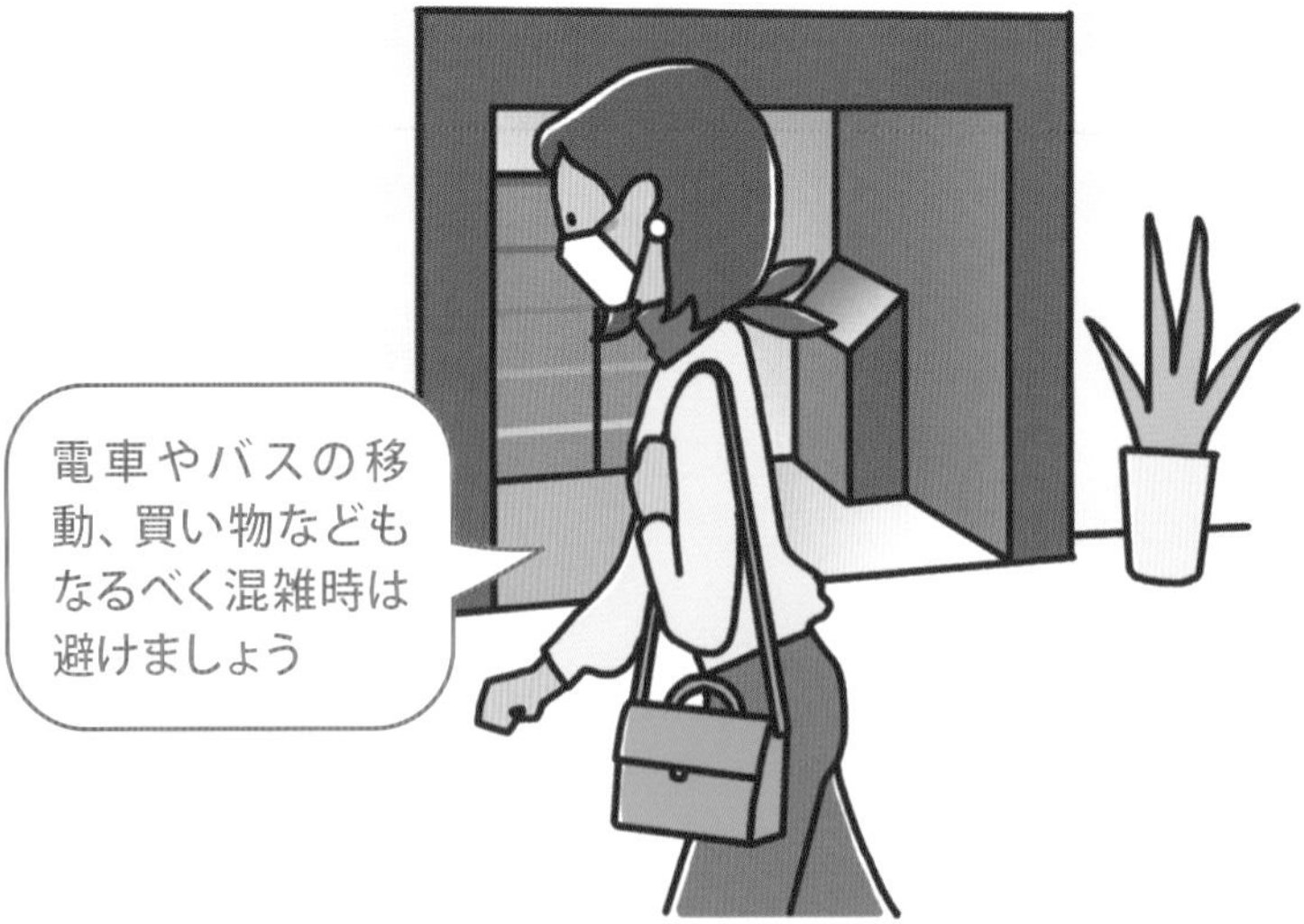

電車やバスの移動、買い物などもなるべく混雑時は避けましょう

感染症から身を守る

血液のがんでは、免疫力が低下して、感染症にかかりやすくなるというケースが多くみられます。特に、外出時には不特定多数の人と近づく機会があるので、注意が必要です。

手洗い・うがいの実行

家に帰ったら、必ず手洗い・うがいを実行しましょう。掃除をしたり、ペットに触ったりした後なども、こまめに手を洗うようにしましょう。

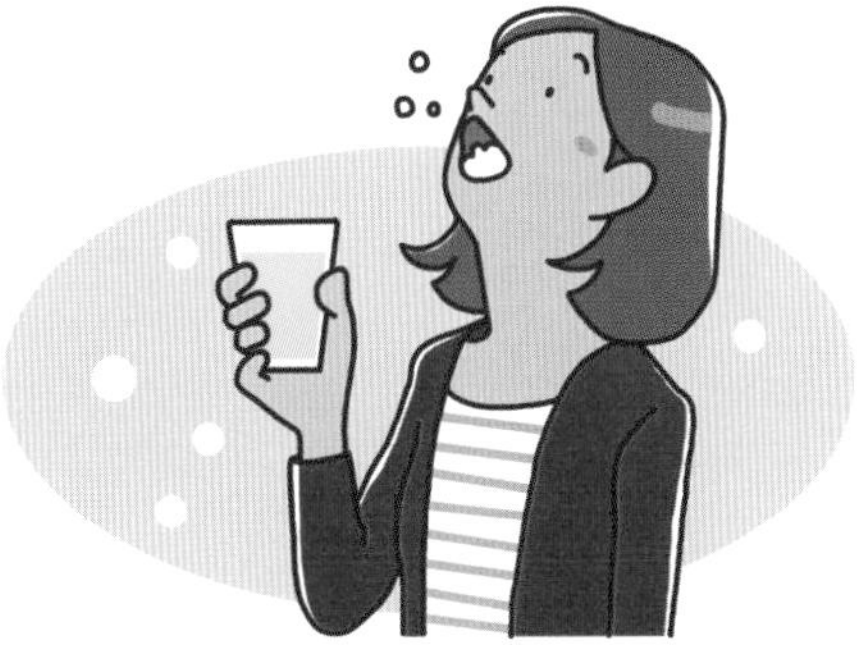

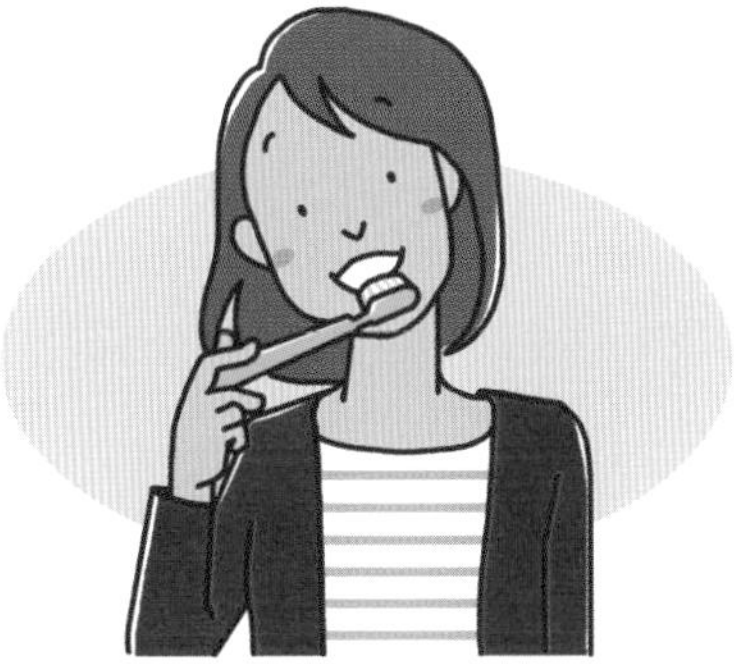

清潔を心がける

食後は必ず歯磨きをして、口内に細菌が増えないようにしましょう。また、部屋を清潔にすることも心がけましょう。できれば毎日入浴し、難しいときは、蒸しタオルで拭くなどして、体の清潔も保ちましょう。

土に注意する

土には細菌が含まれています。庭いじりや植木鉢の手入れなどをするときは、素手で触らないようにしましょう。

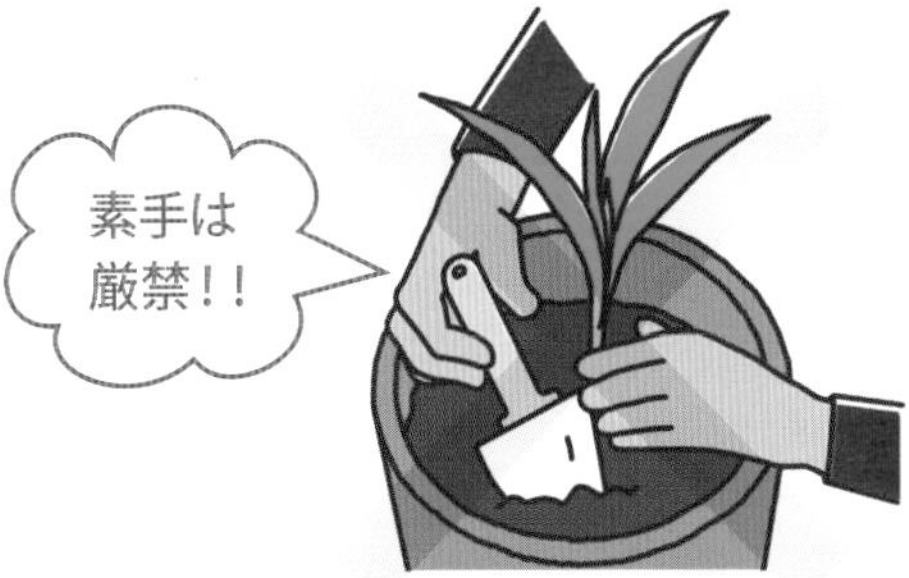

食事や調理の前は手洗いを

　食事や調理をする前は必ずよく手を洗うようにしましょう。包丁やまな板などの調理器具も、雑菌が繁殖しないように、熱湯消毒や除菌ができる洗剤で洗うようにしましょう。

開封したらすぐ食べる

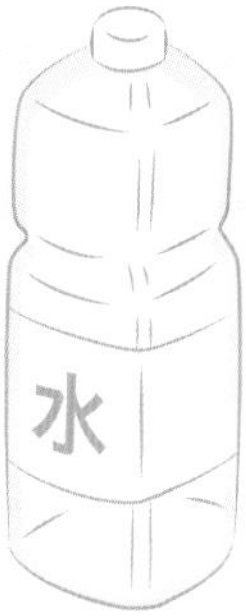

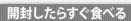

　加工食品は開封したらすぐに食べ、消費期限は必ず守りましょう。お菓子などは個別包装のものを食べ、ペットボトル飲料も開封後は１日で飲みきりましょう。

加熱したものを食べる

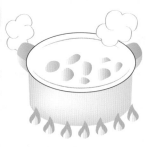

　肉や野菜などは、きちんと加熱したものを食べましょう。料理は作りたてを食べるようにし、市販の惣菜は再加熱するようにしましょう。

食生活の心得①

食事の基本は、主食、主菜、副菜を組み合わせたバランスのよいものです。ただし、免疫力が下がっている状態の場合は、感染症を避けるため、食品の選び方には注意が必要です。

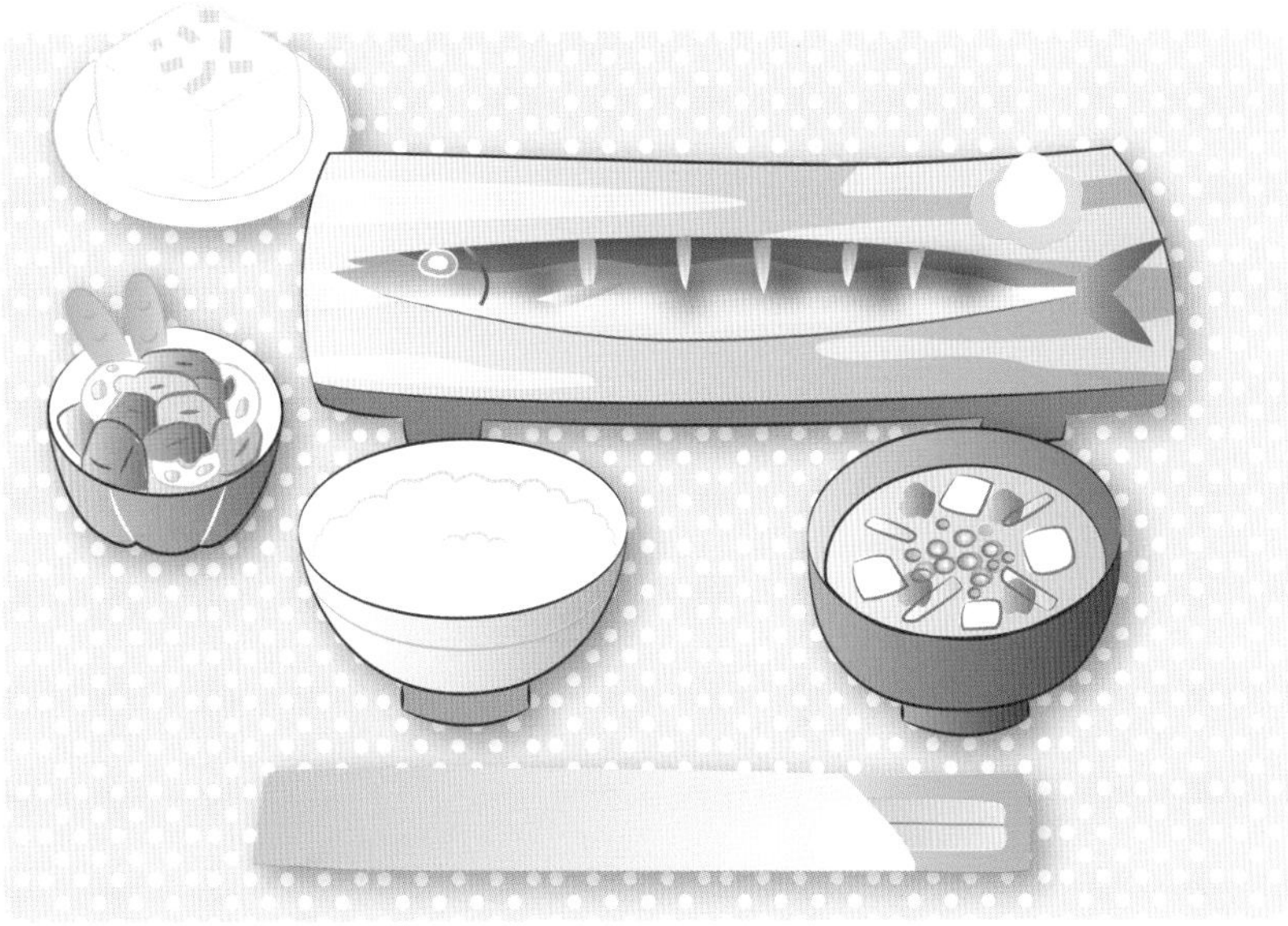

発酵食品に注意

発酵食品は、市販で個別包装されているものや真空パックのものを開封後すみやかに食べる分には大丈夫ですが、自家製の漬物やヨーグルトなどを食べるのは止めましょう。

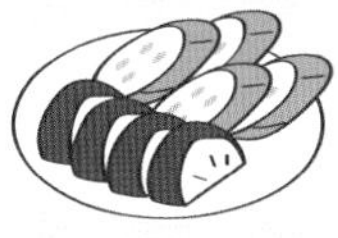

生ものは避ける

刺身や生野菜、生卵などは避けるようにしましょう。果物も、皮をむかずに食べる苺、ぶどうなどは止めましょう。

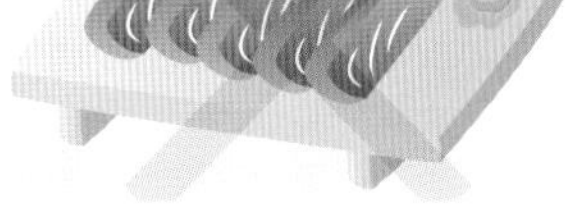

柔らかくする・とろみをつける

飲み込みに問題がある場合、スープや汁物に片栗粉などでとろみをつけたり、ゼラチンや寒天で固めたりするとむせにくくなります。また、硬いものは、小さく切って柔らかく煮たり、ミキサーなどでピューレにしたりすると食べやすくなります。

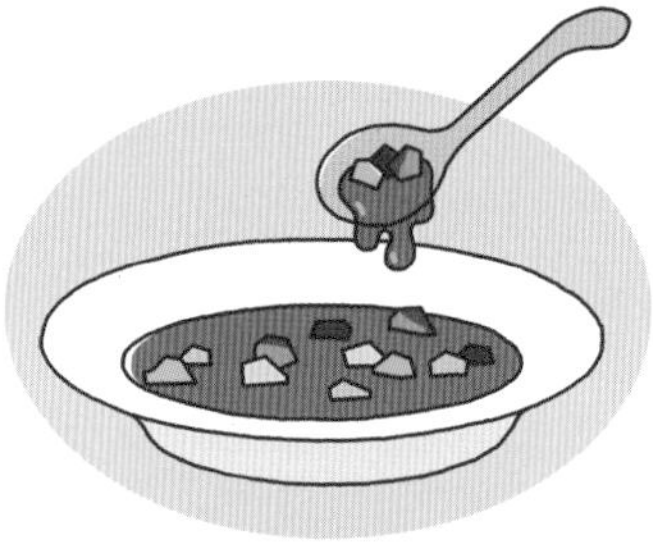

食べ方を工夫する

口に入れるのは少量ずつにしましょう。よく噛んで、ゆっくり飲み込むと、むせにくくなります。

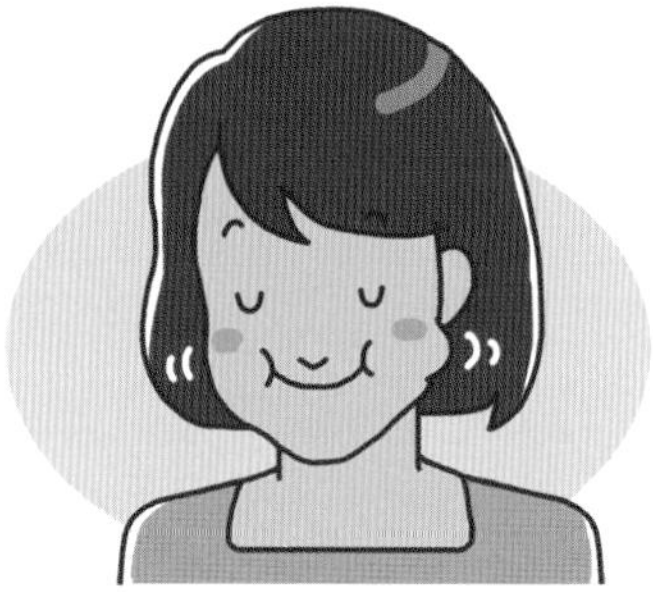

間食する

食事量が減っている場合は、間食を上手に利用しましょう。エネルギーの高いクッキーやキャンディー、食べやすいプリンやゼリー、果物などを上手に取り入れましょう。

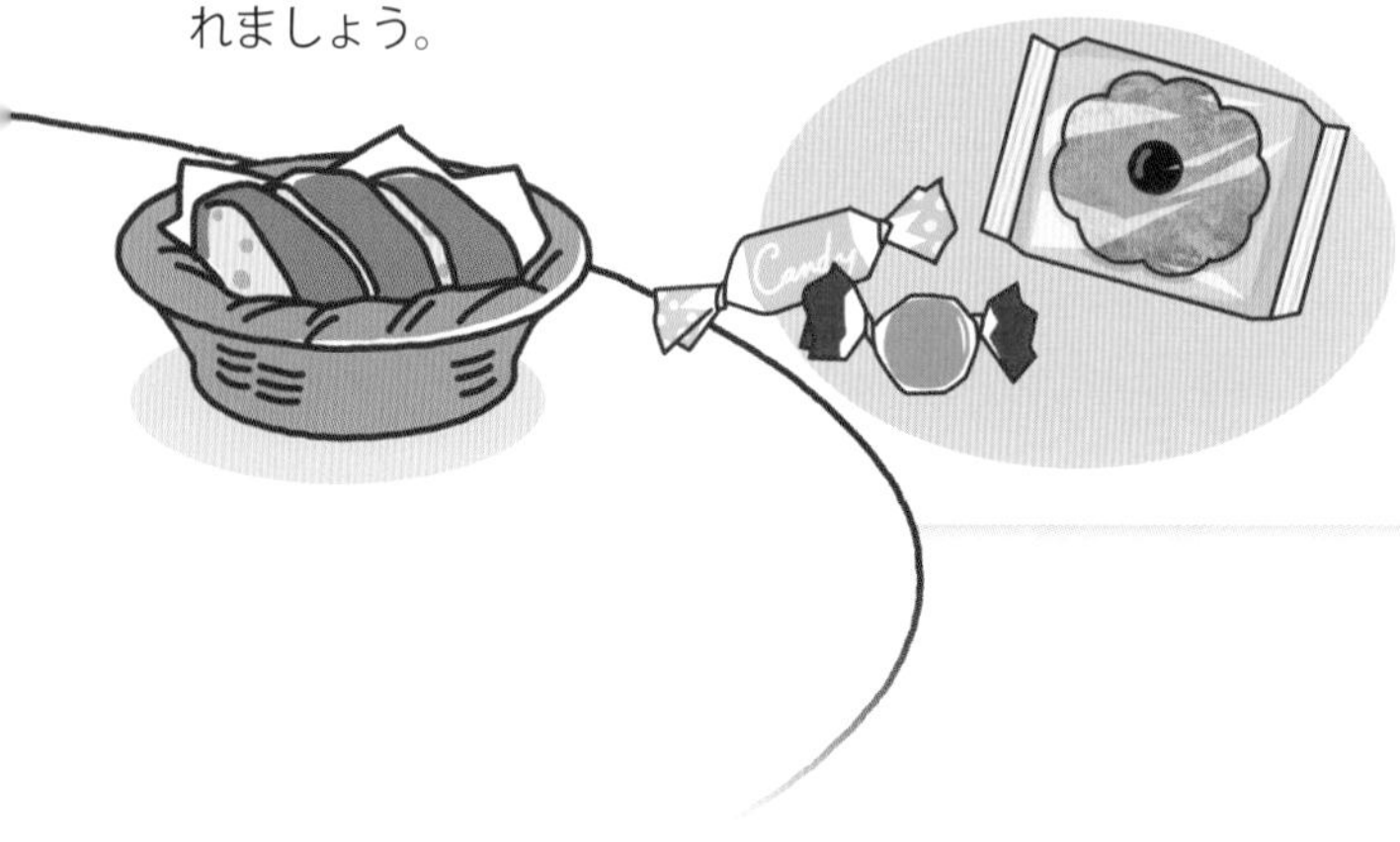

食生活の心得②

薬物療法や放射線療法の副作用で、吐き気や口内炎、食欲低下、飲み込みづらさなどに悩まされ、食生活に影響を及ぼすことがあります。そんなときは、なるべく食べられるように工夫をしましょう。

好きなものを食べる

食事から栄養をとることは大切です。食べたいものや、食べやすいものを、食べたいときに少しずつでも構わないので、食べるようにしましょう。

食べ物の刺激を減らす

香りや酸味が強いものは避け、調味料がしみる場合は、薄味にしましょう。また、熱いものを冷ましたり、冷たいものを室温に戻したりして、刺激を少なくするようにしましょう。

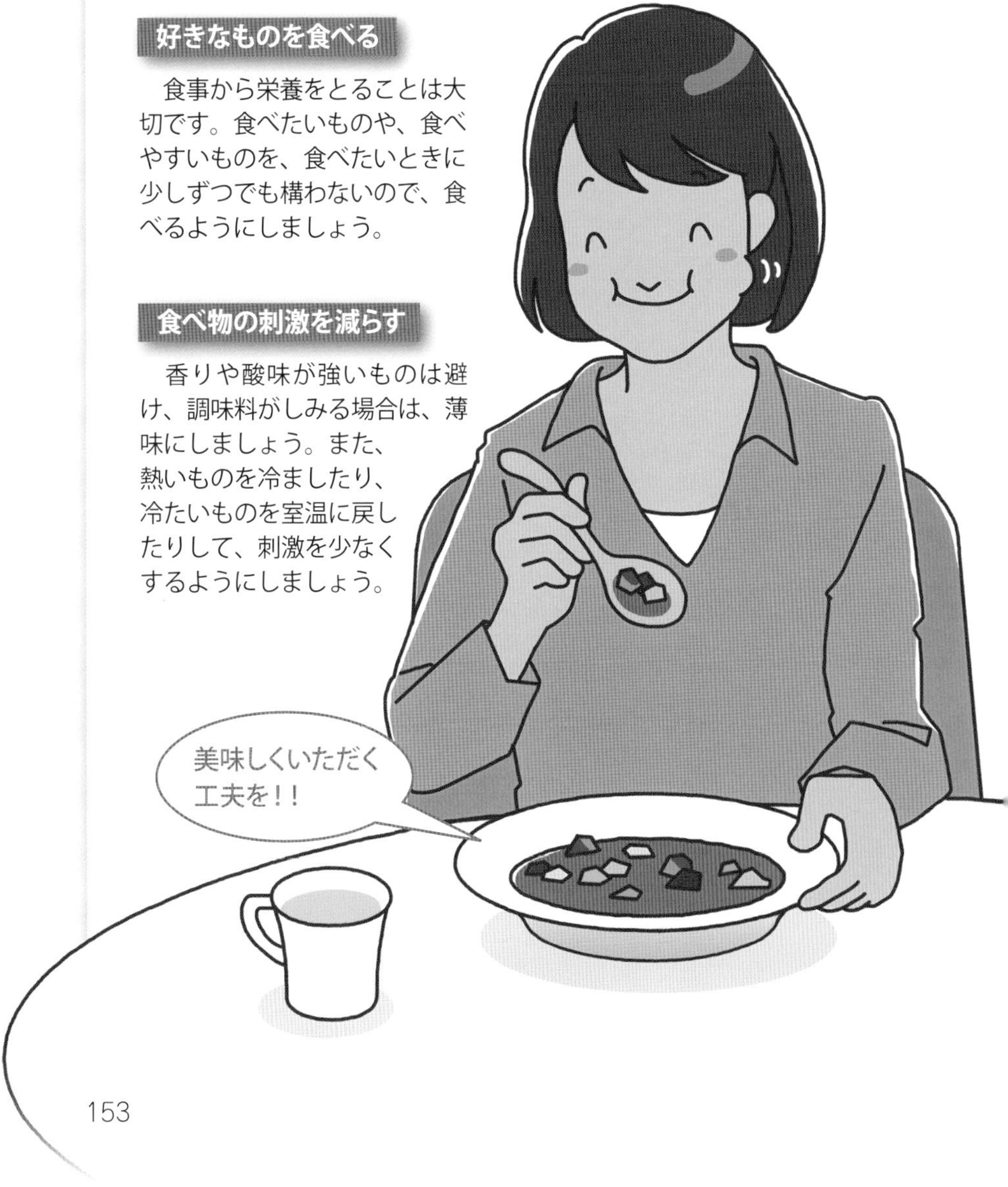

気になることは記録する

体調の変化や気になることがあれば、メモしておくと、主治医に正確な情報を伝えるのに役立ちます。また、繰り返していくうちに、治療後の体調の変化のパターンがわかれば、予測がつきやすくなり、メリットになります。

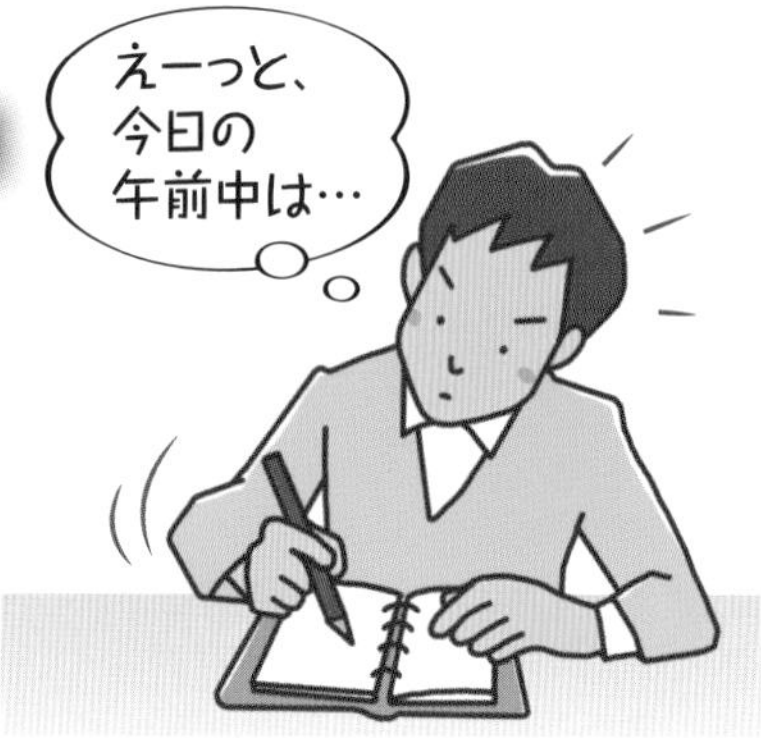

サプリメントや食べ物にも注意

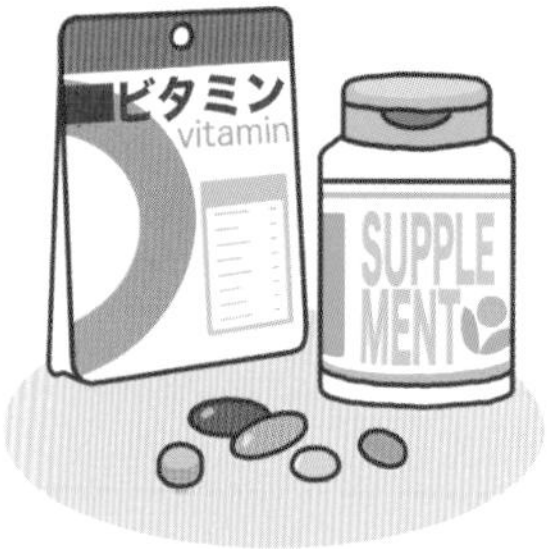

サプリメントの中には、抗がん剤などと相性が悪いものもあります。また、薬によっては、特定の食品の成分がよくないこともあるので、主治医や薬剤師に相談してから使用しましょう。

お酒は相談して

アルコールについてはケースバイケースなので、主治医に相談するようにし、飲酒する場合は、必ず主治医から指示された量を守るようにしましょう。

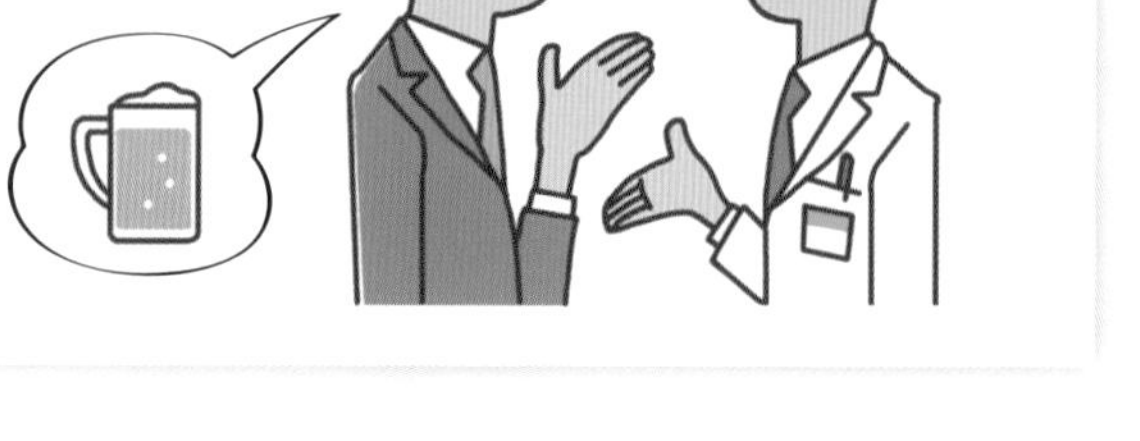

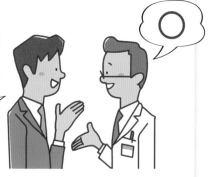

薬の併用に注意する

血液のがんの治療では、多くの場合で、複数の抗がん剤を併用します。また、副作用の軽減や合併症の治療のためにも、薬が使われることがあり、多くの薬を併用しながら、治療が進むケースが一般的です。

他の薬について必ず伝える

持病があり、何か薬を服用している場合は、必ず主治医に伝えましょう。「お薬手帳」などを上手に活用して、正確な情報を伝えるようにしましょう。

お薬手帳

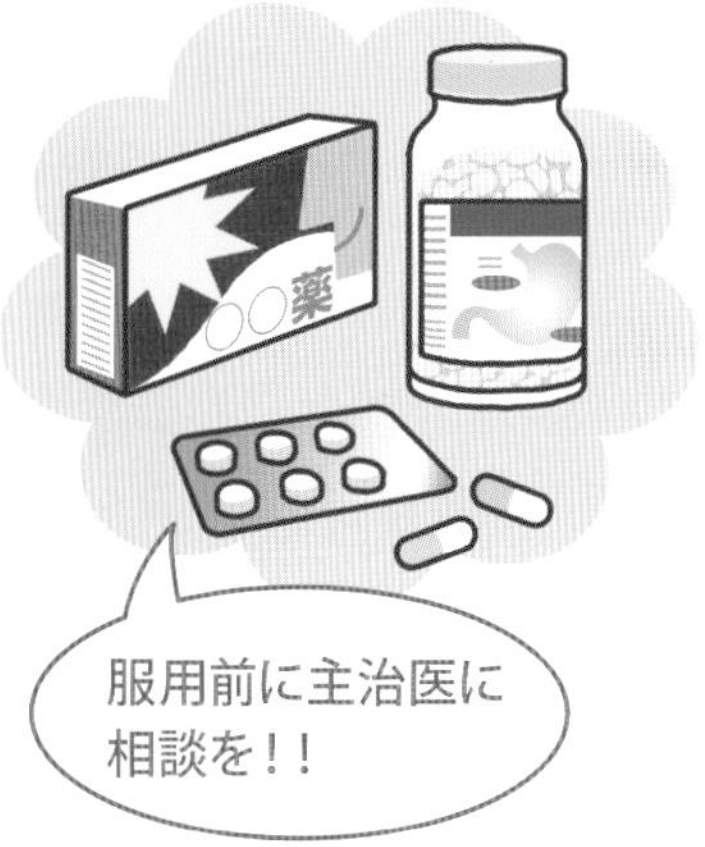
○○薬
服用前に主治医に相談を!!

市販薬は使わない

市販薬でも、併用すると危険なこともありますので、自分だけの判断で使うことはやめ、気になる症状があれば、主治医に相談するようにしましょう。

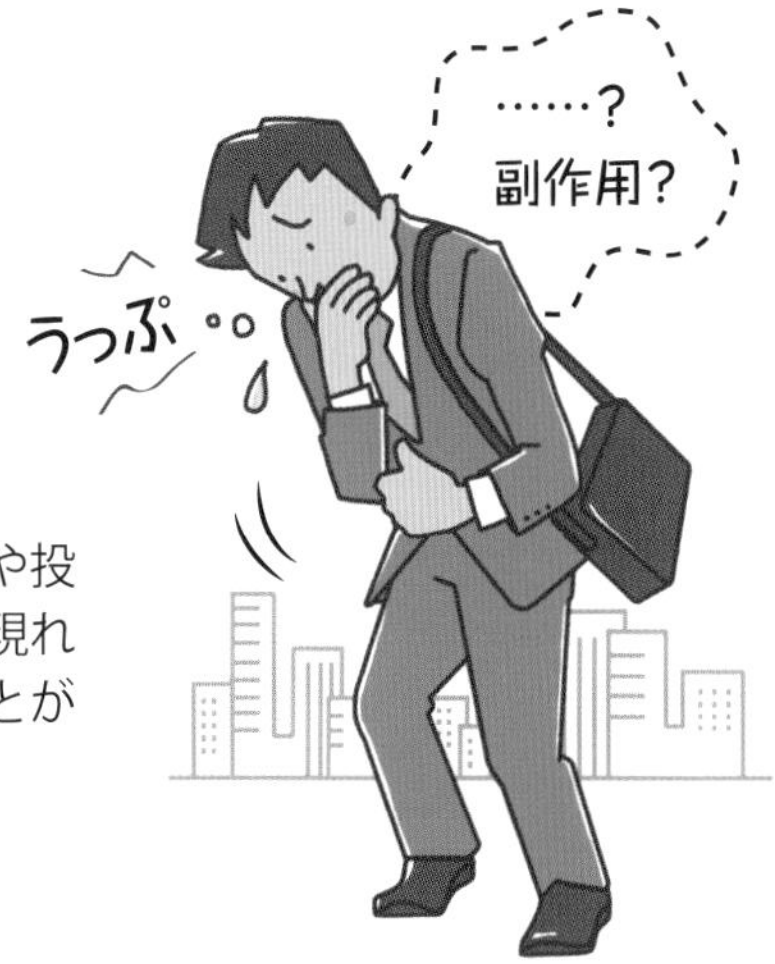
……?
副作用?
うっぷ

副作用に注意する

副作用は、人それぞれです。治療や投薬後だけでなく、しばらくしてから現れることもあります。何か気づいたことがあれば主治医に報告しましょう。

生きがいのある楽しい毎日を過ごそう

血液のがんにかかっても、治療法の進歩に伴い、多くの患者さんが回復をして、社会生活を送ることができています。

治療については、血液のがんには様々なタイプがあるため、一概には言えませんが、血液のがんのひとつの特徴として、入院期間や退院後の治療期間が長く、回復までに長い時間を必要とすることがあげられます。

治療が長期に渡れば、心と体に大きな負担となるでしょう。長い治療生活を送るにあたっては、ストレッチや散歩、お風呂や読書、音楽など何か楽しみを見つけて、なるべく心と体をリラックスさせることを心掛けましょう。

時には、「とてもそんな気になれない」「モチベーションを保てない」と投げやりな気持ちになることがあるかもしれません。そうした苛立ちや焦りなどを感じるのは自然なことです。焦らず、あきらめず、根気強く治療生活を送るようにしましょう。

治療の影響で、体のだるさを感じたり、不眠になったりすることも珍しくありません。それが、体力や気力の回復に影響している可能性もあります。体の不調を覚えるのは仕方がないとあきらめず、医師や看護師に相談するようにしましょう。ちょっとした工夫で軽減できたり、感じ方を変えることができたりすることもあります。何でもひとりで抱え込まず、医療関係者や家族などを頼りにしながら、治療には積極的に取り組んでいきましょう。そうして、悩みや不安を抱えながらも、目標をもって楽しく暮らしていくことが大切です。

参考文献

- 図解でわかる 白血病・悪性リンパ腫・多発性骨髄腫（法研）
  【著】永井正
- 血液のがん　悪性リンパ腫・白血病・多発性骨髄腫（講談社）
  【監修】飛内賢正
- ぜんぶわかる　人体解剖図（成美堂出版）
  【著】坂井建雄　橋本尚詞

【さ行】

【た行】

索引

■監修
神田 善伸（かんだ・よしのぶ）
自治医科大学附属さいたま医療センター血液科教授、自治医科大学附属病院血液科教授兼任。
1991年東京大学医学部医学科卒業。1997年東京大学大学院医学系研究科卒業。東京大学医学部附属病院、JR東京総合病院、都立駒込病院、国立国際医療センター、国立がんセンター中央病院で血液疾患患者の診療と臨床研究の研鑽を積み、2007年現職・自治医科大学附属さいたま医療センター血液科教授、2014年現職・自治医科大学附属病院血液科教授に就任。2007年より造血幹細胞移植診療を開始し、これまでに多数の優れた診療成績を得ている。

ウルトラ図解 血液がん

令和2年2月27日　第1刷発行
令和4年9月 7 日　第2刷発行

監修者　神田善伸

発行者　東島俊一

発行所　株式会社 法研
〒104-8104　東京都中央区銀座1-10-1
電話 03(3562)3611（代表）
http://www.sociohealth.co.jp

印刷・製本　研友社印刷株式会社

0103

ISBN978-4-86513-611-1 C0377　定価はカバーに表示してあります。